DOULAS

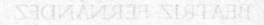

BEATRIZ FERNÁNDEZ

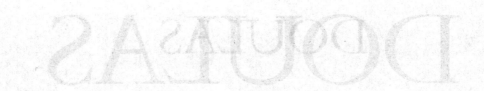

DOULAS

BEATRIZ FERNÁNDEZ

DOULAS
del mito a la realidad

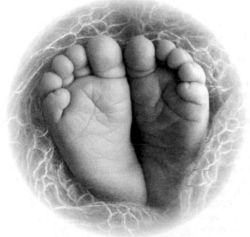

Editorial Arcopress • Colección Salud y Bienestar
Edición: Ana Belén Valverde Elices
Diseño y maquetación: Fernando de Miguel

Síguenos en @AlmuzaraLibros

Imprime: Gráficas La Paz
ISBN: ISBN: 978-84-18648-35-9
Depósito Legal: CO-669-2022
Hecho e impreso en España - *Made and printed in Spain*

*A todas las personas que han sido, son o serán
las mejores maestras de la maternidad que tendremos nunca,
aunque quizá nunca nadie las llegue a llamar mamá o papá.*

Índice

Introducción

É rase una vez… Así empiezan muchas de las historias que marcan nuestras vidas, ¿verdad? Quizá sea un buen comienzo para la historia de las marcas que han creado una vida.

Esta podría ser la historia de muchas mujeres que tal vez estéis atravesando alguno de los procesos por los que pasó la protagonista, o lo hayáis estado. Quizá hayáis sentido cosas similares y, si es así, pido disculpas por no llegar a expresar totalmente vuestro sentir. Porque en las mismas situaciones cada persona tiene una emocionalidad diferente y ve su realidad distinta a otras.

La historia de la protagonista de esta historia empezó con muchos intentos para quedarse embarazada. Mes tras mes, la decepción, el dolor y el duelo por ese bebé que no llegaba iban minando las esperanzas de la mujer. Hasta que decidió que debía saber qué pasaba, por qué no se quedaba embarazada si todas las mujeres que así lo decidían a su alrededor tenían embarazos cuando lo intentaban.

Así llegó, sin conocer absolutamente nada de infertilidad, a la consulta de un ginecólogo que le realizó analíticas, ecografías y definió un diagnóstico: «Se suman varios factores que dificultan el embarazo —dijo el profesional—. Dudo que puedas llevar a término un embarazo, si es que logras quedarte embarazada».

¿Qué se hace cuando no hay una respuesta concreta a la pregunta que más deseas resolver en el mundo? ¿Cuál de los hilos de la madeja

11

comienzas a desenredar cuando te hablan de varias causas a la vez? Buscar respuestas a veces nos da algunas que nos abruman y nos lanzan al vacío, y así fue como se sintió.

Sola y en completa oscuridad, dando vueltas un día tras otro a dilemas que no podía compartir con nadie. Y esa misma soledad hizo que se cuestionara todo lo que le rodeaba. Porque aunque estuviera rodeada siempre de personas, no podía hablar realmente con ninguna sobre lo que sucedía... por lo que en realidad estaba en soledad.

Así pasó el tiempo y el duelo. Un duelo difícil que no lograba transitar porque se reabría cada mes y requería tomar decisiones para las que no se sentía preparada.

Pero la vida es lo que nos pasa y cómo lo vivimos, no lo que buscamos y cómo lo intentamos atraer. Y tres años más tarde logró empezar a tomar esas decisiones que tenía pendientes, pero no sabía que la vida había decidido por ella.

¿A alguna os ha pasado que en una visita rutinaria al médico de atención primaria hacéis un test de embarazo para aseguraros de que podéis tomar una medicación y el famoso palito aparece con dos rayas? Es una mezcla de emoción, sorpresa, miedo, incredulidad... Te quedas en *shock*, sin saber demasiado bien qué pensar o sentir.

Nuestra protagonista estaba feliz, muerta de miedo y sin creer que estuviera pasando. Que por fin estaba embarazada. Sin planificarlo. Tras tantos años, había llegado el momento al fin.

Ay, la vida... Os va a parecer mentira, pero a veces gasta crueles bromas que carecen por completo de gracia. Y ese embarazo fue una de ellas, porque pocas semanas más tarde terminó con un legrado que casi deriva en una histerectomía que le hubiera cerrado cualquier opción de gestar a sus futuros hijos.

Y, de nuevo, la soledad. La tristeza, la montaña rusa que es vivir y aprender que la vida nos lleva a lugares inesperados. Pero también la fuerza de saber que sí podía quedarse embarazada, que sí quería quedarse embarazada de nuevo pese a los riesgos que ahora sí conocía y había probado en primera persona. Y así, llegó de nuevo el positivo.

Lo sé, sé que en esta historia hay muchos peros... y es que nuestras vidas a veces parecen un constante intento de mantenernos en pie.

Cuando lo logras te sientes en la cima, aunque también miras de reojo por si algo viene a empujarte.

Y ese algo vino: se llamó *hiperémesis gravídica*, amenaza de aborto hasta el tercer trimestre del embarazo, reposo en soledad durante todos esos meses para evitar sangrados y bradicardias del bebé en el último mes de embarazo.

El embarazo no era así. Las embarazadas podían hacer vida normal y activa, les venía bien caminar, estaban preciosas en las portadas de las revistas de madres y bebés, comían saludable porque podían comer sin vomitar y solo tenían bebés preciosos y sanos... ¿O no sucede siempre así?

Érase una vez mi vida. La de la autora de este libro, que vivió la noticia de la infertilidad, la del aborto, el embarazo en reposo total, la lactancia materna imposible, y todo sintiendo que era la única mujer a quien le sucedían todas estas cosas. Pero no era así.

Embarazada de mi hija mayor, teniendo que vivir en reposo para evitar sangrados y riesgo para mi bebé, decidí estudiar el grado de Educación Infantil, que terminé durante el posparto. Ese posparto en el que mi hija sufría cólicos de origen desconocido cada día durante 12 horas sin parar en los 4 primeros meses de su vida. Y en el que, de nuevo, me sentí sola porque todos los bebés parecían estar perfectos, dormir bien y sus madres salían a pasearles perfectas y arregladas cada día. Pero yo no.

Yo iba agotada, dolorida y con pánico por si los cólicos se iniciaban en la calle, antes de llegar a casa. Cargada con todo lo necesario para preparar un biberón, pero con la ilusión de que ese día no lo necesitáramos y se enganchara al pecho lo suficiente al fin. Sabiendo que al darle de comer alguien me miraría mal por enseñar un seno o por sacar un biberón, porque estaba haciendo las cosas del modo que muy poca gente las hacía.

Pero (otro pero) sobreviví física y emocionalmente. Mi hija fue una niña muy sana, amorosa, increíble y llena de luz. Y lo es a día de hoy. Una niña que siempre pedía tener un hermanito que no llegaba porque, por desgracia, yo soy una de esas poquísimas mujeres que viven en carnes propias lo que son los abortos de repetición.

Fue dos años más tarde de mi primer parto cuando, por casualidad, llegó a mis oídos la palabra «doula». Una amiga iba a informarse sobre lo que eran y me ofreció ir con ella... y ahí comenzó mi formación. Ahí aprendí lo que era acompañar, lo que era el respeto real por las decisiones y las vidas de los demás y cómo solemos confundirlo con tolerancia, y la escucha completa del otro y de sus circunstancias y su realidad, más allá de los oídos.

Participé así en la creación de uno de los espacios pioneros de doulas en nuestro país (*SerDoulas*), y también en la fundación de la Asociación Española de Doulas, así como en el proyecto de formación para doulas que ahora se llama *Para Ser Doula*, en el que volqué inicialmente mi experiencia como doula y lo que sabía sobre formación y comunicación, rodeándome después de un equipo que lo mejorara y lo hiciera crecer.

En el camino me formé en gestión de grupos de apoyo, duelo, formación de formadores, comunicación escrita, lactancia, parto fisiológico, apoyo emocional en momentos de crisis, *mindfulness* y muchas cuestiones más, porque la curiosidad ha estado siempre entre mis defectos. Y me especialicé en los acompañamientos que prácticamente nadie más hacía: duelo, infertilidad y otros caminos maternales, prematuridad, bebés con problemas de salud, crianza más allá de los 6 meses, crianzas con patologías...

Mientras, viví uno tras otro abortos hasta siete años más tarde del embarazo de mi primera hija viva. Porque entonces llegó la gran lección de humildad que me mostró todo lo que me quedaba por aprender: mi hijo pequeño.

Un embarazo de nuevo con hiperémesis gravídica, de nuevo con una amenaza de aborto pero, cuando creía que al fin la amenaza había cesado y solo los vómitos permanecían, llegó el diagnóstico: mi hijo llegaba con una malformación llamada HDC (hernia diafragmática congénita) que afecta a uno de entre cada 3500 a 5000 bebés nacidos vivos, pero traía más complicaciones.

Siendo doula uno podría imaginar que estuve muy bien acompañada, pero nada más lejos de la realidad. No pude tener doula porque la única que ofrecía en su formación información sobre esta realidad era yo misma. No había doulas formadas en nuestro país. Y de nuevo la soledad, aunque en este embarazo solo en lo profesional, pues durante mis acompañamientos ya sí había encontrado y tejido una red de personas que sí entendían lo que sucedía, o al menos lo intentaban con todas sus fuerzas. Y ya sí podía hablar, soltar... y supone una gran diferencia.

Durante ese embarazo decidí escribir mi primer libro, que autopubliqué gracias a un *crowdfunding*, para contar la experiencia de las familias que viven un diagnóstico prenatal que a veces pone en riesgo incluso la vida de su bebé.

De nuevo la incertidumbre, el miedo y vivir cada día con el peso de no saber si las cosas irán bien y me llevaría a casa a ese bebé. Porque las cosas se pusieron muy mal, tanto que hasta en dos ocasiones durante los casi tres meses de ingreso nos recomendaron despedirnos de nuestro pequeño en aquella UCIN en la que se hizo lo imposible para lograr que lo trajéramos a casa. En esa UCIN en la que cada día se vivía entre la vida y la muerte, y cosas que nadie debería vivir eran lo cotidiano.

Pero, contra todo pronóstico, lo logramos. Y desde entonces criar a mis hijos me sigue dando lecciones. Pasando por diferentes diagnósticos, especialidades, terapias, realidades... Asumiendo que mi hijo pequeño siempre arrastrará sus patologías, pero dándole herramientas para avanzar y ser feliz, corriendo de una terapia a otra, aprendiendo recursos cada día y aprendiendo sobre nuestros límites como familia cada minuto. Y llevándome a revisar mi formación en educación infantil, titulándome en diversas universidades en jardín de infancia, atención temprana, musicoterapia, psicomotricidad, desarrollo psicológico en la infancia, estimulación del lenguaje, desarrollo de la atención y sus dificultades, sistemas alternativos de comunicación y fertilidad humana, entre otras cosas, durante estos casi 6 años de crianza de mi hijo pequeño y casi 14 de la mayor.

Y, tras 12 años como doula, quiero contaros en este libro, y con mis experiencias y las de otras personas, lo que somos de verdad las doulas. No para que penséis que necesitáis una, sino para que sepáis lo que hacemos y lo que no, y conozcáis qué esperar de una doula y qué cosas no pertenecen a nuestras funciones. Para que sepáis lo que es el acompañar de doula.

Pero tras casi 14 como madre y muchos más como hija solo sé que sigo siendo aprendiz. Aprendiz de doula, de madre, de hija, de persona, de asesora de crianza… y de escritora.

Porque el día que me deje de sentir aprendiz creo que será el día que deje este mundo. Y es que, como dijo John Dewey: «Aprender no es prepararse para la vida. Aprender es la vida misma».

Espero haber aprendido lo suficiente como para que este libro os ayude a ver la realidad de las doulas.

1

Qué no es una doula

Mi amiga me ha dicho que esta tarde ha quedado con una doula, y me ha invitado a ir porque, según ella, es una profesional que encaja mucho con mi forma de ser. No tengo nada claro a qué se refiere, la verdad. ¿Qué imagen tiene de mí? ¿En qué cree que me parezco a una doula?

Porque he buscado en el sabio portátil de nuestros tiempos (Google) y habla de cosas que me son bastante ajenas, la verdad. Yo no he parido sola en mi casa, no me he negado a ponerme epidural, tampoco uso remedios naturales exclusivamente ni baso mi vida en el misticismo, la consciencia, la conexión con la naturaleza y mi escucha del universo; tampoco acepto consejos sobre mi vida o maternidad solo porque me los ofrezca alguien experto ni sigo mi vida en función de las expectativas de otras personas o del ideal que alguien que no sea yo plantea…

Vamos, que no me encaja nada de lo que leo, la verdad. Solo unas palabras (unas que se repiten mucho en lo que leo sobre las doulas) pueden «engancharme»: respeto, escucha y empatía.

Creo que voy a ir a conocer a la doula, pero no porque me parezca que tenemos cosas en común, sino por mi naturaleza curiosa… A ver lo que sale de esta tarde. ¿Tendrá razón el profesor Google?

Definir a la doula

La gran pregunta que seguramente todos nos hacemos teniendo este libro en la mano, pensando si leerlo o no, y sin saber si vamos a sacar algo en claro es: ¿qué es una doula? Si me hubieran dado un grano de arena por cada vez que he respondido a ella, tendría una montaña más alta que yo. Pero si me quitaran uno de esos granos por cada vez que mi respuesta ha desconcertado a mi interlocutor o la conversación me ha dejado con la idea de haber perdido el tiempo, tendría de nuevo las manos vacías.

Y es que, la verdad, la respuesta a esa pregunta es sencilla pero compleja a la vez porque no se trata solo de lo que es o no una doula, sino de las diversas adaptaciones de su papel a lo largo de los siglos y de otras cuestiones importantes como la concepción que tenemos de hacer o de la productividad, así como la visión sobre la atención a la maternidad que manejamos en general en nuestra sociedad.

En el mes de febrero del año 2015, cuando apareció un documento llamado *Informe Doula*, la mayor parte de las asociaciones de doulas regionales y nacionales de España se unieron para dar respuesta a esta gran pregunta de una forma clara, asequible para quienes no formaran parte del colectivo de las doulas o su entorno, y concreta para poder ofrecerla sin posibilidad de malinterpretación a cualquier medio que lo preguntara.

Parece increíble, pero la realidad es que costó horas de reunión y diversas propuestas que esas mujeres que estaban ejerciendo como doulas desde hacía años —y, en algunos casos, también formaban a nuevas doulas— hicieran una definición común en la que todas se vieran reflejadas y con la que creyeran que se daba una respuesta comprensible.

Y es que, aunque todas tenían claro en su mente lo que es una doula y cuáles son los límites de la profesión, explicarlo al mundo de una forma que no fuera confusa para las personas que no sabían sobre las doulas o tenían una información incorrecta no resultaba tan sencillo como quizá pueda parecer.

La conclusión de esas reuniones fue una definición similar a esta y que se utiliza con frecuencia por parte de diversos colectivos o doulas individuales: la doula es una persona, habitualmente una mujer, que acompaña emocionalmente en los diversos caminos maternales sin juicio y respetuosamente.

También se emitió, promovido por el mismo grupo de doulas, a modo de respuesta razonada y con evidencia y avales que lo sostenían, un documento llamado *Acompañando en la maternidad; la realidad de las doulas*. En él se reflejaban las bases del acompañamiento de la doula, así como las realidades de la figura de la doula en diversos lugares del mundo y la evidencia publicada por diversas revistas científicas y organismos reconocidos mundialmente a esa fecha respecto a la posible influencia del acompañamiento de la doula en el parto, posparto, lactancia y más allá. Cabe destacar la ausencia de evidencia científica publicada que avalara o apuntara siquiera sospechas sobre una influencia negativa de las doulas en la maternidad a corto, medio o largo plazo, pese a haber múltiples estudios y revisiones referidos a las doulas, incluso a día de hoy, en muchos lugares del mundo.

Parecía que era evidente que no había referencias a nada más que a acompañar en esa definición, y es que justamente eso era lo que se quería trasladar al mundo, porque era el punto en común de las doulas reunidas en esos días y de aquellas a las que representaban. Pero la verdad es que se siguieron leyendo y escuchando cosas que nada tenían que ver ni con las doulas ni con esta definición, lo que terminó produciendo hastío y frustración en muchas de ellas y contribuyó a que algunas dejaran de ejercer o de expresarse en público mostrando lo que eran y hacían.

Pese a toda la información aportada por parte de las asociaciones de doulas y la falta de pruebas en contra de todo un colectivo, se seguían contando leyendas urbanas que se apoyaban en cero evidencias o testimonios fiables, se continuaba hablando de supuesta profesión ilegal y de historias dignas de una serie de terror en las que las doulas obligaban a las mujeres a realizar diversas acciones controvertidas cuanto menos, e incluso se acusó a las doulas de ser una secta. Así que parece bastante lógico que, viendo semejante compendio de disparates lanzados con total impunidad, muchas doulas decidieran no mostrarse en público más o incluso abandonar su labor de acompañamiento para redirigir su vida laboral en otra dirección.

Así que quizá en esas reuniones el enfoque fue erróneo, tal vez deberíamos haber empezado por lo que NO es una doula. Lo que nos aparta de otros papeles o realidades que no nos competen ni forman parte de nuestra realidad es posible que sea lo que deberíamos haber hecho notar más. Quizá así funcione mejor. Vamos a tratar de hacerlo utilizando ejemplos.

La doula no aconseja

Las doulas no somos expertas en maternidades ajenas. No podemos decir lo que es mejor o peor para otras personas y vidas ajenas a las nuestras. ¿Sabemos cosas sobre la maternidad? Desde luego. De hecho, nos formamos para conocer y comprender los diferentes caminos y realidades de la maternidad. Pero eso no nos convierte en eruditas ni consejeras que en modo alguno puedan mejorar o solucionar la vida de nadie. Tampoco es función de las doulas aconsejar o modificar la voluntad o vida de nadie para hacerla mejor.

TU DOULA NO ACTÚA COMO TAL SI:
— te dice qué tipo de crianza es la mejor para ti o tu bebé en lugar de hablarte de la libertad de elección que debes sentir criando a tu hijo o hija;
— te aconseja un tipo de alimentación infantil en concreto sin ofrecerte información objetiva y contrastada para que puedas tomar tu decisión;
— te recomienda un tipo de parto definido sin darte información de fuentes fiables y hablarte de todo aquello que tu profesional sanitario de atención al parto puede explicarte con detalle;
— te indica qué es mejor en cualquier ámbito de tu vida o de tu familia sin tener en cuenta que es vuestra vida, sobre la que ella no debe tener opinión ni tratar de ofrecer consejo.

La doula no asiste partos

Algunas matronas son doulas, y algunas doulas son matronas. Igual que algunas doulas son administrativas, traductoras, arquitectos, docentes, cajeras de supermercado, asistentes sociales, conductoras de camión, informáticas, diseñadoras y un largo etcétera. Tan largo como todas las profesiones que se nos ocurran. Pero eso no hace que las doulas ejerzamos en sí ninguna otra de esas profesiones mientras acompañamos. Las

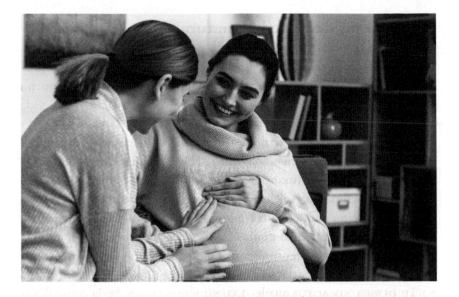

doulas no somos profesionales sanitarias, por lo que no asistimos partos. No es nuestra competencia la asistencia sanitaria ni el bienestar de la salud maternofetal en el parto ni en cualquier otro momento de la maternidad y, además, veremos que tampoco es legal en España.

Durante el parto, entre otras cosas, TU DOULA JAMÁS:

— te indicará la mejor posición para tu confort en el parto porque ella no está pariendo, sino tú. Y su confort o el de cualquier otra mujer puede no coincidir con el tuyo (o con el tuyo en ese momento concreto de ese parto específicamente);

— valorará si tu parto progresa de la forma esperable porque no hace valoraciones físicas del estado de mamá o bebé ni de cualquier otra cuestión;

— te dirá cuándo debes acudir al hospital o llamar a tu profesional sanitario de atención al parto (matrona u obstetra) dado que no es la persona que debe decidir o indicar si es el momento;

— te guiará durante el parto para que des a luz en lugar de confiar en tu capacidad para parir y la profesionalidad de los trabajadores sanitarios que te estén asistiendo.

La doula no da remedios naturales o terapias

Las doulas no ofrecemos remedios ni terapias porque no estamos junto a esa mujer o familia, en esa maternidad, para ofrecerlas, por mucho que sean naturales. Lo decíamos antes: no somos una solución a la vida de nadie.

Además, para utilizar remedios naturales es necesario saber sobre ellos y entender perfectamente lo que se hace, cómo y para qué. Los remedios y/o terapias (naturales o no) no son inocuos. Deben ser siempre ofrecidos por personas correctamente formadas e informadas, especializadas no solo en ese remedio o terapia, sino también en su uso en esa etapa vital concreta, la maternal.

Las doulas no nos llevamos un maletín de remedios con nosotras porque tampoco damos por hecho que la mujer o familia a la que acompañamos vaya a necesitar que le «solucionemos» nada. Sería como llevar una farmacia entera metida en el bolso porque crees que toda persona que te encuentres se pondrá enferma y tendrás que salvarla. Con el añadido de que, repito, tampoco es nuestra tarea dar soluciones a estados específicos, dolencias o malestares, sino acompañar.

UNA DOULA NO:
— te indicará qué remedio natural o farmacológico debes tomar para cualquier síntoma que presentes en lugar de indicarte que contactes con el profesional responsable que pueda atender tu necesidad. La doula no recomienda, aconseja, interviene ni trata. La doula acompaña;
— aplicará remedios o tratamientos del tipo que sea cuando esté acompañándote por mucho que los conozca o maneje, ya que perdería el papel de acompañante para entrar en uno de «interviniente»;
— te recomendará sustituir ningún tipo de tratamiento prescrito por un profesional sanitario por cualquier otra cosa porque siempre será un sanitario el que podrá diagnosticar, tratar o modificar un tratamiento prescrito por él mismo u otro sanitario en caso necesario.

La doula no protege a las madres

Las madres son personas adultas que tienen capacidad de decisión y no necesitan ser defendidas por las doulas, sino comprendidas y acompañadas, reconocidas como personas capaces, fuertes y dueñas de sus propias vidas y maternidades. Pensar que hubiera que defenderlas sería dar por hecho que todas son personas que van a necesitar nuestra protección, y eso no es cierto. Y menos cierto es aún que sea la doula quien debe ofrecer esa protección que supuestamente necesitan todas las mujeres si mantenemos esta afirmación que no hace sino infantilizar a las madres.

Tu doula siempre debe acompañarte desde la confianza en ti y tus decisiones.

POR LO QUE EVITARÁ:
— hablarte con condescendencia haciéndote sentir débil porque una doula que no confía y cree en la capacidad de cada persona a la que acompaña no puede estar junto a dicha persona como doula;
— comportarse como si tuviera que protegerte de lo que te rodea o de tus propias decisiones, ya que eso derivaría en una infantilización por su parte hacia ti, lo que va en contra de la confianza en tu potencial para elegir de quién y cómo rodearte, o qué decidir;
— hablar del entorno social y personal en el que te mueves como si ella fuera la única capaz de estar a la altura de las circunstancias, en lugar de acompañarte para que puedas expresar libremente con ella o con quienes te rodean lo que desees.

La doula no salva lactancias

La doula no es la salvadora de nada ni de nadie, y menos aún de una decisión tan importante, personal e íntima como el tipo de lactancia que una madre o familia dará a su bebé.

Es cada madre/familia quien decide la alimentación de su bebé por sus propios motivos, y en cada caso el peso de las motivaciones será diferente. Por ejemplo, una mujer que ha sufrido abusos sexuales o que tiene un historial familiar de alguna patología mamaria puede ser más sensible a percibir la lactancia materna como algo no agradable o que le suscite sentimientos encontrados.

Siempre serán los profesionales correspondientes (matronas, asesoras de lactancia formadas e IBCLC) quienes la ayuden en caso de dificultades, si las mismas se produjeran en algún momento. Aunque la doula sabe de lactancia materna o el uso de fórmulas de alimentación infantiles, no es quien debe asesorar a la madre ni ayudarla, sino darle la información objetiva y contrastada que la mujer o familia requieran y dirigirles a otros profesionales especializados para ampliar o consultar más cuestiones. Sobre estos profesionales y su especialización sí informará la doula a la madre o familia.

Tu doula nunca:
— diagnosticará un frenillo, mastitis, ingurgitación o similar. Debe, eso sí, remitirte, en caso de que manifiestes dudas, inquietud o molestias, a la matrona, asesora de lactancia formada o IBCLC;
— te recomendará posturas para mejorar el agarre en caso de que haya dudas de su corrección (de nuevo te dará información de los posibles profesionales);
— recomendará tratamiento alguno en cualquier dificultad que pueda presentar la lactancia en lugar de derivarte a las profesionales antes mencionadas.

La doula no trabaja por el parto natural

De nuevo, como en la lactancia, la opción, preferencia, creencia o ideal de parto de la doula (independientemente de que esté basado en evidencia, experiencia o en creencias) no es importante ni trascendente en el acompañamiento.

Recomendar lo que creemos mejor a alguien tiene siempre un punto subjetivo, ya que nos basamos en una información, experiencia o creencia que hemos elegido o vivido y procesado. Y el cómo lo procesemos afecta a nuestra percepción positiva o negativa, creando una opinión. La doula tiene su opinión sobre lo mejor para su propia vida o maternidad, pero cuando acompaña la maternidad de otra mujer o familia, no está viviendo la suya.

Así QUE NO HARÁ:
— indicaciones o consideraciones sobre lo que considera mejor o peor parto, sino que ofrecerá fuentes de información fiables y avaladas para que puedas estar al tanto de tus opciones y consultar tus posibles dudas con tu profesional de atención al parto;
— selección de información no solicitada que refleje sus preferencias personales en cuanto a parto y nacimiento, o aportación de consejos o recomendaciones en función de sus experiencias o expectativas, ya que no son su parto, su vida o su experiencia las que importan en el acompañamiento;
— juicio sobre lo positivo o negativo de un tipo de parto u otro, ya que eso sería no tener en cuenta que la experiencia de parto de cada mujer es única (incluso la experiencia de una misma mujer en dos partos en diferentes momentos lo es).

La doula no enseña a parir a las mujeres

Ciertamente, la doula debe tener información abundante sobre la fisiología del parto y nacimiento, la experiencia emocional, los protocolos y la atención sociosanitaria en este momento de la experiencia maternal de las mujeres. También sobre la visión social y cultural del parto y de su atención, ya que puede ser un factor en la vivencia de este momento en cada mujer. Sin embargo, la función de la doula nunca es educativa o de adoctrinamiento.

Es labor de las matronas la educación pre y perinatal, por lo que las doulas jamás cumplen esa función en los acompañamientos, sino que derivan a las mujeres a este tipo de profesional para recibir el programa educativo o información específica necesaria de primera mano.

DE MODO QUE LA DOULA NO:
— impartirá o anunciará programas propios de educación para el parto o los cuidados perinatales, ya que actuando como doula esto puede suponer un posible intrusismo;
— informará a persona alguna como educadora para el parto o el cuidado perinatal en lugar de remitirle a centros o profesionales sanitarios acreditados;
— indicará a persona alguna que las doulas sean las profesionales adecuadas para ofrecer la preparación al parto dado que esto es totalmente incierto.

La doula no trabaja por un tipo de crianza concreto

Nuevamente, como en la lactancia o el parto, nunca es función de la doula velar o transmitir un tipo de crianza concreto o un modelo que ella o cualquier persona considere ideal.

Cada familia tendrá una forma de criar adaptada a su bienestar y necesidades en la que irá buscando el mejor camino día a día. Ninguna crianza será percibida ideal todos los días de su vida por parte de ninguna familia, y la doula estará acompañando en cada decisión, cada cambio de la misma y cada momento positivo o negativo que sientan las familias mientras estas deseen que la doula esté. Sin interferir u opinar, sino desde la comprensión y respeto del momento y el poder de decisión de la familia de modo constante.

POR ESTO LA DOULA NUNCA:
— manifiesta su preferencia respecto a pautas de crianza fuera de lo que personalmente haya elegido y que puede aportar como comentario pero en absoluto como algo a imitar;
— establece etiquetas de crianza que definan como positivas o negativas unas u otras decisiones o modelos de crianza, siendo plenamente consciente de que cada modelo de crianza nunca es aplicable al 100 % de los niños y familias

de forma 100 % satisfactoria, y que la crianza depende de muchos factores muy personales;

— nunca indica una opción de crianza, ya que conoce las diferentes opciones y sus implicaciones a diversos niveles, comprendiendo que las mismas se conjugan con las necesidades de cada familia para llegar al punto de tomar la decisión que consideran mejor.

La doula no solo acompaña mujeres

Las mujeres no viven aisladas de la sociedad, sino incluidas en ella. Viven rodeadas de personas, inmersas en relaciones, y esto sucede a lo largo de toda su vida, también en la maternidad.

Las doulas acompañamos maternidad, y la maternidad de cada mujer es la suma de ella, aquello que le rodea, sus experiencias y cómo las ha vivido, y todas las personas que comparten con ella la vivencia de ese camino maternal. Así que no en pocas ocasiones acaba acompañando a esa mujer más su entorno, o la mujer más la persona o personas con las que comparta la experiencia de maternidad. Y en ese sentido debe tener la capacidad de comprender el proceso de cada una de esas personas y establecer una comunicación respetuosa y empática con ellas, como con la mujer.

Es por esto que la doula no:

— evita compartir los espacios de los encuentros con ninguna de las personas que la mujer, madre o familia deseen que se incorpore a ellos, entendiendo la valiosa aportación que suponen esas personas y su presencia a la experiencia de esa maternidad;

— recomienda específicamente que los encuentros sean solo con la madre o la guía a ello porque eso supondría limitar la libertad de elección de la persona a la que acompaña, y la doula jamás debe juzgar (y menos aún limitar) las elecciones de la persona a quien acompaña.

La doula no da clases de crianza, salud ni cuidado perinatal

Aunque la doula en su formación sí obtiene información sobre cuidados neonatales, crianza y la etapa perinatal, no tiene una función educativa, sino de acompañamiento.

Esta información la recibe con el objetivo, nuevamente, de comprender esta parte de la experiencia maternal, así como las necesidades y procesos evolutivos tanto de la madre como del bebé o niño para poder acompañarlos.

ESTE ES EL MOTIVO POR EL QUE LA DOULA NUNCA:
— ofrecerá clases de ningún tipo, incluidas clases de cuidados perinatales o crianza, ya que la función de la doula no es educativa;
— dará indicaciones ni consejos de salud que no le corresponden por no ser profesional sanitario y no ser ese su papel en la maternidad.

Las doula no elige la información que da a la familia o mujer

Ya hemos hablado sobre el hecho de que la doula no es consejera ni una figura educativa o algún tipo de experta. Si bien es cierto que podemos ofrecer información de fuentes contrastadas y sólidas, o directamente la referencia de dichas fuentes, será solo en caso de que la mujer o familia nos solicite información sobre ese tema, y remitiendo a profesionales expertos en la materia correspondiente en caso de requerir ampliación o resolución de dudas.

DE AHÍ QUE LA DOULA, EN EJERCICIO DE SU LABOR, NO:
— acude nunca con una información específica no solicitada por parte de la madre o familia, ya que ella no es quien debe decidir los temas sobre los que debe informarse la persona a quien acompaña;

— entrega documentación estructurada no pedida específicamente por la mujer o familia para evitar generar una posible incomodidad o sensación de querer ser guiados por la doula hacia un tipo de información o decisión;

— exige o cuestiona la lectura de la información que ha entregado a la mujer o familia, porque comprende que en la libertad de la persona que acompaña está leerla o no, incluso aunque la haya solicitado de modo preciso a la doula.

La doula no juzga las situaciones maternales o externas a la maternidad de quienes acompaña

Por mucho que la doula conozca sobre diferentes opciones o caminos maternales, no se considera una experta en maternidades en general. Y precisamente por ese conocimiento extenso es por lo que es plenamente consciente de que no es posible juzgar las múltiples y cotidianas decisiones de cada maternidad, que se basan en tantas circunstancias y factores que jamás es posible que nadie las comprenda y valore completamente poniéndose del todo en la piel de la madre o familia. El juicio es algo que hacen los profesionales de la judicatura, nunca las doulas.

POR ELLO LA DOULA NUNCA:

— valorará las decisiones sobre el camino a la maternidad de cada persona a la que acompaña, sabiendo que las mismas son fruto de su libertad individual dentro de las opciones de las que disponga;

— indicará si le parece correcta o incorrecta una decisión, por ser consciente de no ser estas indicaciones parte del espacio de confianza y libertad que es la base del acompañamiento y por poder generar sensación de juicio a la persona acompañada;

— pondrá de ejemplo su vida o la de otra persona para mostrar el camino «correcto» porque sabe que en cada vida y maternidad lo correcto o incorrecto es único y no se puede comparar la vida de dos personas.

La doula no interfiere en la labor de otros profesionales cualificados que prestan servicios a la mujer o familia

La función de la doula es acompañar, y es una función única que otros profesionales no tienen. Porque cada profesional tiene su objetivo como tal y su labor dentro de la maternidad que atiende o a la que presta sus servicios, y cada uno ha sido elegido por la mujer o familia por un motivo. Ninguno de nosotros somos aptos para invalidar las decisiones de esa mujer o familia, por lo que respetaremos siempre, como parte de esas decisiones, a los profesionales que elija.

Los objetivos que tengan con cada profesional son estipulados entre profesional y mujer o familia, acordando los mismos en base a la demanda de la mujer o familia y la capacidad, honestidad y límites éticos y legales del profesional en concreto.

Y esto, lo veremos más adelante, supone una gran diferencia entre la doula y otros profesionales, porque su tarea es el acompañamiento y no cumplir un objetivo concreto más allá.

POR ELLO LA DOULA NO:
— criticará la actitud, profesionalidad o criterio de ningún otro profesional, sabiendo que sus opiniones forman parte de su intimidad;
— alimentará cualquier conflicto previamente presente entre la persona a la que acompaña y otro profesional, siendo consciente de que debe recoger lo que siente la persona acompañada e informar sobre otras opciones existentes si lo requiere. Sin entrar en opiniones, valoraciones o similar;
— especulará sobre las capacidades profesionales de ningún otro profesional que asista a la mujer o familia, teniendo la obligación de conocer siempre el papel y marco de esos profesionales para no incurrir nunca en una posible intromisión.

La doula no juzga ni discrimina por razón de fe, sexo, ideología ni ninguna otra. Las creencias o ideas de las doulas son totalmente irrelevantes en un acompañamiento. Forman parte de su vida personal, como su dieta, en qué postura duerme, si hace ejercicio o no, o muchas otras cosas. Y ahí deben quedarse durante los acompañamientos.

El respeto será siempre la base del acompañamiento, por lo que no tiene cabida el prejuicio religioso, espiritual, político o de ninguna otra naturaleza.

No indicará nunca su referencia personal ante una decisión, y menos aún ante una decisión movida por razones de creencia o ideología, siendo la doula totalmente libre para despedirse de ese acompañamiento si realmente no cree poder acompañar sin juicio.

No manifestará en ningún momento su ideología, creencias o identidad sexual salvo que sea preguntada por ello, teniendo la libertad absoluta de mantener esa información en su esfera íntima y decidir no contestar.

No acompañará cuestiones que sienta que no puede respetar por ir en contra de sus creencias o ideología, sabiendo que en ese caso puede derivar el acompañamiento a otra compañera que sí pueda hacerlo.

La doula no acompaña aquellos procesos de la maternidad en los que no está formada y desconoce

La base de la formación de la doula es la capacidad de comprensión de las etapas o caminos de la maternidad desde el prisma físico, emocional, social, legal y cultural. De este modo, podemos acompañar realmente la maternidad de esa persona teniendo en cuenta los diversos ángulos, sumados al conocimiento progresivo de los matices personales de cada una de las personas protagonistas de esa maternidad.

Nunca aceptará acompañamientos sobre los que no tenga una base formativa de fisiología, cultura, social, emocional y de atención sociosanitaria.

Nunca iniciará acompañamientos con la intención de aprender con ellos sin consentimiento y conocimiento expreso por parte de la persona o familia acompañada.

Nunca ocultará su falta de formación a las personas que contacten con ella para un camino o etapa maternal en el que se sepa no formada, sabiendo que esto puede generar que no se realice un acompañamiento profesional acorde con la calidad necesaria.

Todo esto significa que la doula no es la salvadora de ninguna maternidad, familia, crianza, lactancia o parto. Tampoco es la responsable del cuidado físico, psicológico o emocional de las personas a las que acompaña, debiendo derivarla si la necesidad es de cuidado en sí y no de acompañamiento. Desde luego, no convierte nunca la maternidad que acompaña en una extensión de la suya para satisfacción personal ni intenta «cambiar el mundo» para que se asemeje más a su ideal a través de las maternidades en las que hace su labor.

Sin duda, entre la mujer o familia y la doula se crea un vínculo basado en la confianza en momentos de alta intensidad emocional e intimidad, pero la doula no tiene el papel de una hermana, amiga o madre de la familia. Y jamás (JAMÁS) la doula se ve a sí misma como algo necesario en la maternidad, sino como una elección fruto de, como veremos más adelante, la libertad de decisión de cada madre o familia.

Ahora que sabemos lo que no hace e intuimos lo que no es una doula… ¿comenzamos a ver lo que sí es, ofrece y puede aportar y desde cuándo?

Veamos un ejemplo:

Recuerdo perfectamente aquella madre con la que me encontré en una cafetería de un centro comercial. Hablamos largo rato, me contó cómo había despedido a su bebé a mitad del embarazo hacía un año y el miedo con el que vivía el embarazo actual.

Ese miedo de quien ya conoce que no todos los embarazos son como los de las revistas y acaban con globos y cestas de regalos y un bebé rollizo en brazos.

Cuando le pregunté qué esperaba de mí como doula y por qué quería tener una doula, supe que no íbamos a continuar viéndonos solo con ver su expresión. Y su respuesta lo confirmó:

Quiero una doula para poder tener un embarazo y un parto felices.

Como madre que había pasado por ese mismo momento se me rompió el alma en mil pedazos… Y tardé 3 segundos en recolocarme para volver al papel de doula. Mi experiencia personal no tenía cabida en esa respuesta que sabía que debía dar.

Ni yo, ni ninguna doula o persona en el mundo podemos garantizarte un embarazo y parto o crianza felices. Lo sabes. Yo puedo estar a tu lado, acompañando

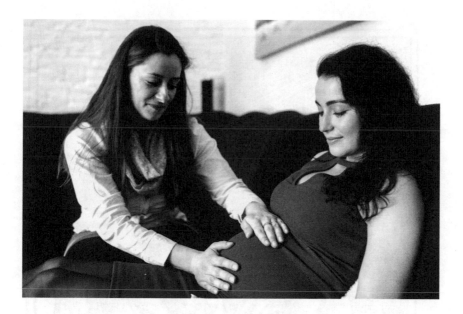

lo que vivas y cómo lo vivas el tiempo que desees, pero no hay nadie que pueda decirte que será garantía para que tengas una maternidad feliz.

No volvimos a vernos tras la cariñosa despedida que nos ofrecimos, ya que esa madre buscaba algo que yo jamás podría darle ni a ella ni a nadie.

Con el tiempo supe de su historia, de su camino, porque me escribió para contarme lo vivido. En la despedida, tras ese nuevo contacto, me mandó un abrazo con las palabras: *Buscaba a alguien que me diera una garantía imposible y supiste verlo. Yo te envié desesperación y tú, en lugar de usarla a tu favor para conseguir un cliente, me devolviste honestidad. Gracias.*

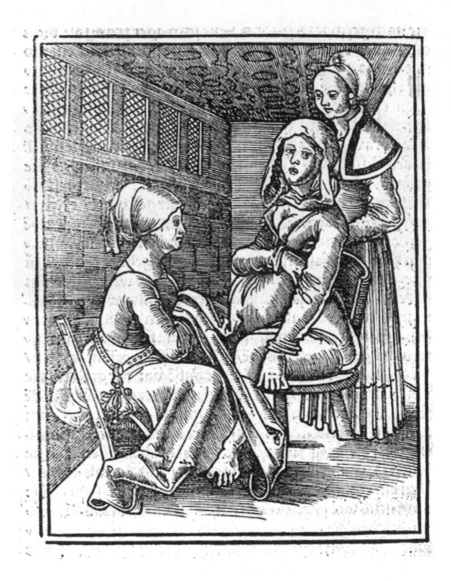

Ilustración del libro sobre el parto Der Rosengarten (El jardín rosa), *de 1513, de Eucharius Rösslin, médico alemán*

2
La semilla de las doulas: repasando la historia

E stoy indignada... y estoy a punto de reaccionar en lugar de responder. A punto de irme al nivel en el que es la «entraña» la que habla por mí y no mi cerebro racional.

Pero... ¿por qué me pellizca tanto que me llamen «figura de moda»? ¿Por qué me causa este disgusto, este enfado?

¿Qué significa para mí que me llamen «moda»? La moda le gusta a todo el mundo, ¿no? Sí, pero... ay, la moda es pasajera. Como viene, desaparece. A veces perdura un poco más, otras es totalmente fugaz. Y que llamen a algo en lo que creo realmente, que es mucho más que mi trabajo, moda, ay, escuece mucho.

Pero quien ha dicho eso... ¿ha buscado información realmente? ¿Se ha parado a pensar de verdad lo que significa? ¿Ha dado más de un minuto a la elección de esa palabra y a lo que significa?

No lo sé. Y, la verdad, siendo práctica, me tiene que dar igual porque no depende de mí. Pero lo que sí depende de mí es buscar para saber si algo apoya su afirmación, y basarme yo en conocimiento real. Vamos a cambiar el prejuicio y mi indignación por información.

La palabra doula
Una de las afirmaciones que más se ha leído y escuchado como argumento que nos lleve a la desconfianza respecto a la figura de la doula es

que se trata de una nueva profesión, de una especie de moda que surge de la nada, o que es una mala interpretación o la apropiación del espacio de una figura cualificada y reconocida preexistente. Así que, para saber de lo que hablamos, deberíamos conocer si esto es real en alguna medida o con qué figuras se confunde a las doulas y su lugar. Es importante saber si las doulas realmente son algo nuevo en el mundo o han tomado el lugar de otro tipo de profesional.

¿Desde cuándo hay doulas junto a las mujeres en alguna parte de su maternidad? ¿Cuál es el origen real, hasta donde podemos conocer, de las doulas?

Si hablamos de las primeras veces que aparece la palabra «doula» (pronunciada como *dula*, por cierto, en el resto de los países del mundo), debemos viajar a la India, donde ese término se traduce como «mujer experimentada», o a la antigua Grecia. Allí recibían el nombre *doulē* las esclavas o mujeres al servicio principalmente de otras mujeres, más especialmente las que se volcaban en el apoyo y cuidados de las mujeres basándose en su experiencia y conocimientos sobre embarazo, parto y postparto. En contra de lo que a veces se escucha, no se trataba en sí de una mujer que atendiera el parto como tal porque esa función era parte del trabajo de las matronas que ya existían, y eran reconocidas y apreciadas profesionalmente en aquella época.

En no pocas ocasiones se confunde la que históricamente era la función y espacio de la matrona, indicando que esta labor (la de las matronas) era el origen de las doulas, o que lo que conocemos como doulas en realidad eran matronas. Sin embargo, esto no es correcto, dado que las matronas y su trabajo están bien documentados en la historia y son conocidos. De hecho, algunas son famosas más allá del más reducido círculo de la historia de la maternidad, como es el caso de Fainarate, matrona en la antigua Grecia y madre de Sócrates.

Desde entonces, tanto el papel de la doula como el de la matrona y el de otras figuras de la maternidad, como la nodriza, han ido evolucionando y ajustándose a la realidad de la maternidad, como veremos. Pero ¿surge realmente la doula en Grecia? ¿Aparece al tiempo que la palabra que la define? ¿Se da específicamente en algún lugar del mundo o es una figura que surge en el mundo de la maternidad, se dé donde se dé la misma?

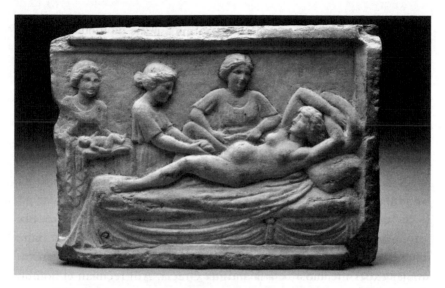

Relieve romano de mármol mostrando una escena de parto, hallado en Ostia Antica, Italia

Para empezar, ¿es la aparición de las referencias a las doulas en Grecia el inicio de esta figura?

Comenzando por el hecho de que nunca un idioma crea una palabra para definir algo que no es necesario nombrar, y no es necesario nombrar algo que no es habitual, cotidiano o no se prevé que lo sea, parece que la pregunta se responde por sí misma: no. La palabra debió ser creada para responder a la necesidad de definir algo que ya estaba instaurado.

Lo cierto es que el término doula cayó en desuso hasta que fue rescatado por la antropóloga Dana Raphael en un libro publicado en 1979 en el que hablaba de la conveniencia de apoyo directo a las madres en el postparto y, más concretamente, en la experiencia de lactancia. También, en la década siguiente fue utilizado el término doula por los pediatras e investigadores Klauss y Kennel cuando debieron buscar un nombre para definir a la figura femenina, sin estudios médicos pero con experiencia en maternidad, que introdujeron en sus estudios y que ofrecía presencia y soporte continuos para la mujer en el parto.

Y, en épocas próximas, también el investigador y médico Michel Odent recogió la palabra doula para referirse a la mujer que está para otra en el parto o en la experiencia próxima a ese momento. Sin embargo, Odent consideraba que el uso de la palabra doula, debido a su relación con la esclavitud, no era un término adecuado. Por lo que lo acompañó de otro, *paramana*, que significa «para la madre» o «con la madre».

Pero de ellos, de todos los que han hecho que la palabra doula sea de nuevo actual, hablaremos un poco más adelante.

Hemos comprobado ya que el término doula ha sido utilizado de modo habitual desde hace más de 40 años. Y, lo dicho previamente, un idioma no crea palabras que no necesite, así que debemos dar por hecho que los griegos fueron los que reflejaron la palabra y con quienes quedó hasta nuestros días. Es decir, que tenemos que irnos aún a etapas anteriores a la de la antigua Grecia para seguir buscando el origen real de las doulas e ir más allá de la palabra.

La posible doula antes de Grecia

Buscando en la historia, antes de la aparición de esa palabra en Grecia, podemos ahondar en lo que otro tipo de lenguaje nos ofrece, uno universal: el del arte. Así, encontramos en las representaciones de parto algo que nos puede llamar la atención, y es que aparecen tres figuras femeninas: la mujer de parto, la mujer que recibe al bebé entre las piernas de la parturienta, y la que sostiene a la mujer de parto. ¿Quizá esa sea la doula? Esa sería la actitud de una doula en el parto: en segundo plano, sin apenas protagonismo y del lado de la mujer de parto, en actitud de sostén, mientras otra persona es la que se encarga de la parte más física, más de la salud y cuidado de la fisiología del parto. En equipo ambas figuras (ambas femeninas en la mayor parte de las representaciones).

Estas son obras artísticas de diverso tipo, tanto relieves como esculturas o pinturas, entre otras. Las mismas se remontan a épocas diversas que van desde el siglo VI a. C., pasando por la época de la antigua Grecia y Roma, o la etapa precolombina, y llegan hasta nuestra época. Surgen, además, en lugares tan diversos como Grecia, Roma, Perú, México, Nigeria, Zaire, la India o Centroeuropa. Esto nos hace pensar que, usando la lógica de nuevo, la figura de la doula (se llamara así o no en ese momento en el que alguien la representaba como parte del día a día de las maternidades y partos) debía ser algo cotidiano, algo con lo que las mujeres contaban o deseaban contar, tuviera en ese momento la connotación que tuviera y fuera lo que fuese lo requerido de esas posibles doulas o figuras de apoyo. Porque, como veremos, la visión y funciones de la doula han estado a la escucha de la realidad maternal a lo largo de la historia en cada cultura.

Y, además, también llama la atención el hecho de que se replicaba en diferentes épocas y lugares del mundo. Épocas en las que, al contrario de lo que sucede ahora, la comunicación de una parte del mundo hacia otra no era ni sencilla ni rápida, por lo que exportar y replicar en tan diversos lugares del mundo a esa persona que tuviera funciones de apoyo en el parto que no eran las de la matrona no debió de ser sencillo. Es decir, que, de algún modo, una misma figura de atención a la maternidad se trasladó de una cultura a otra haciéndose común en épocas y lugares del mundo muy variadas.

No sé si os imagináis a las mujeres de la antigua Grecia comunicándose con las mujeres de la Centroamérica de esa época para contarse unas a otras la experiencia de parto con una doula, pero personalmente lo veo más que complicado. La teoría más plausible es que fuera una figura que de algún modo (como persona de confianza con la que había un vínculo especial o como mujer experimentada en partos) terminó siendo algo que las mujeres de parto buscaban dentro de su círculo más cercano, y que seguramente luego fue evolucionando... Pero hablaremos más adelante de la evolución de la maternidad a lo largo de la historia y cómo las doulas han ido caminando siempre unos pasos por detrás para respetar el ritmo de las mujeres, ritmos que venían unas veces de la mano de las mujeres y, otras, de la sociedad en la que vivían.

Eso sí, ya que hemos hablado de la representación de la maternidad y del parto en el arte antiguo, una cuestión que me gustaría destacar en cuanto a lo que estas obras de arte reflejan es el enfoque que dan a la maternidad y, más concretamente, al alumbramiento.

Cuando vemos una representación de parto que data de esas épocas, la mujer de parto es una figura que traslada fuerza y poder. Se representa a esa mujer como la figura central de la escena, pero también con rasgos que destacan su fecundidad (como caderas anchas y grandes pechos), su

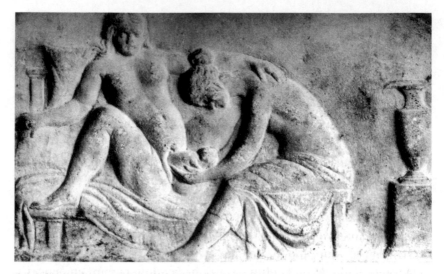

Bajorrelieve romano que muestra a una matrona asistiendo un parto

fortaleza (por la grandeza de esa figura protagonista y las posiciones de parto que adopta —en las que, aun estando sostenida o sujetarse a algo, mantiene una postura firme en la que controla el parto—) y la disposición de las dos mujeres que la rodean estando pendientes: una de ellas del nacimiento del bebé y la otra de la mujer con gestos de cuidado o sostén. Ambas figuras en actitud de servicio hacia la parturienta y de cuidado de ella y del bebé que está naciendo. Las figuras a las que más arriba nos referíamos, como la de la matrona y la de la posible doula, presentes pero desde la humildad, sin restar protagonismo a la verdadera figura importante: la mujer de parto.

Y esa es seguramente una de las claves de las posibles doulas o figuras de apoyo que aparecen en esas obras de arte antiguo: la importancia que se da a ese nacimiento, ese parto y esa mujer que da a luz. Que, presumimos, se desea rodear de lo mejor posible, o lo que es habitual en la cultura de parto de su lugar y época. Una mujer que es la representación de muchas otras en su cultura, y que aparece en muchas culturas a lo largo del mundo en un acto tan cotidiano como parir y, seguro, busca tener en su parto lo mejor que pueda, como cada madre a lo largo de la humanidad.

La maternidad que moldea a la doula

Pero la historia de la maternidad parece algo difusa, algo opaca. Parece que hemos vivido unos siglos en los que la oscuridad sobre la maternidad en sí, desde la fertilidad hasta el embarazo, el parto o la crianza (y no digamos ya el duelo por la pérdida de un bebé o niño), ha estado rodeada de un muro que pocas personas han derribado o saltado para ver más allá.

En las sociedades tribales aún existentes la maternidad es algo presente en el día a día, y muchas de las tradiciones o costumbres han perdurado durante siglos y siglos. Pero el resto de las sociedades, las que nos denominamos «evolucionadas», parece que no vemos más allá de la generación anterior, obviando el hecho de que la maternidad y el parto, la crianza, etc., son caminos tan antiguos como la propia humanidad.

A veces se nos llena la boca con argumentos como: «siempre se ha hecho así», sin darnos cuenta, seguramente, de que nos estamos yendo a «antes de ayer» como referencia inamovible para definirnos o defender alguna postura que deseamos mostrar y que sea aceptada por los demás, pero los humanos vivimos en un calendario que tiene millones y millones de días previos.

Si analizamos a esas sociedades más tribales (jamás me atrevería a hablar de ellas como primitivas o poco evolucionadas) solemos encontrar que la maternidad y el parto son una celebración para toda la tribu, para todo el clan familiar. Un nuevo miembro en la familia es un bien tan preciado, una esperanza tan enorme para continuar existiendo y creciendo, que es un acontecimiento celebrado por todos. De hecho, hay sociedades donde a ese nuevo bebé se le considera tan importante para todos los miembros de su pueblo que todos cuidan a cada niño o niña como si fuera propio, y a la madre de postparto durante su cuarentena para que pueda dedicar su energía únicamente a los cuidados de su bebé.

¿Os imagináis esto en nuestra sociedad? ¿Un niño cuidado por todos sus convecinos y todos los niños cuidados por todos? Seguro que a alguno o alguna con una edad similar a la mía os viene a la mente la imagen de los patios de vecinos comunales, los descampados rodeados de casas de vecinos o las famosas corralas. Esos lugares en los que las infancias eran compartidas y los cuidados eran comunitarios; todas las vecinas estaban en la crianza de todos los niños y niñas de algún modo. No hemos de ir tan hacia atrás en el tiempo, como veis, para tener ese mismo modelo de sororidad en nuestra propia cultura.

Sin embargo, la maternidad, desde aquellas obras de arte que la representaban, y de las que hablábamos antes, ha recorrido un largo camino... y creedme que se ha despeinado más de una vez en el viaje.

Podemos partir de la imagen de los clanes prehistóricos, en los que nos podemos imaginar que de la fertilidad de las mujeres y hombres y de la supervivencia de los pequeños dependía la de esa sociedad. Evidentemente no debía ser una vida sencilla, y seguramente las duras condiciones debían hacer que la mortalidad maternofetal y la mortalidad infantil no fueran precisamente bajas, por lo que cada nacimiento debía ser más que celebrado y se buscaría la protección espiritual y física posible e imaginable.

Desde ahí, a lo largo del medievo, las hambrunas, las plagas de enfermedades, las nefastas condiciones higiénico-sanitarias, los escasos cuidados de la salud y los trabajos a realizar seguro que no ayudaban a la supervivencia de bebés y niños.

Además, no ser de la clase alta en esa época suponía que todos los miembros de la familia debían ser productivos para el clan de algún modo y en cuanto fuera posible, cada uno de la forma que pudiera. Esto no significa en absoluto que las familias no quisieran a sus hijos o hijas, sino que del hecho de que todos fueran funcionales y productivos dependía la supervivencia o no del clan entero.

Además, se tenían los hijos que la vida les enviaba, por lo que el embarazo, parto, postparto, lactancia y crianza eran cuestiones cotidianas de las que vivían rodeados todos. Rara vez, cuando un hijo fallecía, había demasiado tiempo para el luto por él o ella. De hecho, eruditos de la época se referían a la infancia como uno de los peores estados de la persona. Sostenían, así, que pasado el necesario tiempo de dependencia inicial del bebé con la madre, debía comenzar a ser socializado con las reglas y obligaciones de los adultos para que esa «infancia» pasara cuanto antes y el niño o niña pudiera pasar a la vida adulta, que era donde se consideraba que estaba su importancia real en la sociedad.

Tener hijos era, para las clases altas y bajas, una especie de inversión. Para las clases bajas, como nuevos miembros productivos del clan; y en

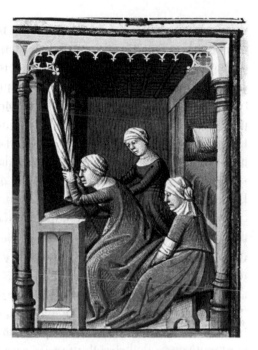

Imagen de un parto medieval asistido por mujeres, del libro La Ciudad de Dios *(c. 1475). Olimpia dando a luz a Alejandro el Grande*

las altas, como un seguro para perpetuar el linaje o establecer alianzas. Y, dado que ya hemos comentado la alta tasa de mortalidad, se buscaba tener todos los posibles para asegurar que se mantuviera la seguridad del clan o la perpetuación del apellido.

Esta idea de la infancia como un mal necesario para llegar a ser adulto y persona realmente productiva continuó en la Europa católica al menos hasta el Renacimiento. En esta época, la visión de los niños pasó de ser la de algo improductivo y terrible que debíamos aceptar para poder tener adultos, a acercarse más a la lectura de que son seres inocentes que están en proceso de desarrollo. De hecho, podemos acudir de nuevo al arte como expresión de las ideas, creencias, realidades y esperanzas de una sociedad en un momento histórico concreto para observar la diferencia entre ambos periodos.

Mientras en la Edad Media las representaciones de la infancia tienden a convertir a los bebés y niños en pequeños adultos, algo que nos da cuenta de la nula importancia social de los niños en la época, durante el Renacimiento esto va cambiando, pasando a representarles como figuras tiernas y angelicales.

La visión era, eso sí, más privada o doméstica. Es decir, que a los niños se les intentaba mantener en espacios específicos para ellos hasta estar preparados para presentarse a la sociedad como personas ya desarrolladas y cumplir sus funciones sociales y familiares como tales.

Hasta casi el comienzo de la Edad Moderna, el interés por la otra parte protagonista de la historia de la maternidad no llamó demasiado la atención. ¿Qué pasaba con la mujer en el parto? ¿Tenían las mujeres deseo sexual y era realmente aceptable que lo tuvieran? ¿Qué relación tenía la maternidad con lo femenino en sí? ¿Cómo podía la ciencia de la época mejorar la maternidad?

Todas estas preguntas empezaron a revolotear en las mentes de muchos científicos (todos, dada la época, de género masculino) que comenzaron a plantearse teorías, hipótesis y a establecer postulados basados en experimentos buscando respuestas que supuestamente llevarían a conocer, comprender y mejorar la maternidad.

Fue una época en la que muchas parteras fueron dejando paso a los hombres de ciencia, los partos empezaron a ser atendidos por médicos, y se empezaron a desarrollar teorías como la existencia de la supuesta enfermedad de la histeria, con sus correspondientes posibles curas.

La mujer no podía elegir tener o no hijos, como en épocas anteriores. De hecho, la mujer llegó a definirse, por algunos investigadores (Freud entre ellos), como un «ser incompleto» si no era madre. La maternidad llegaba a las mujeres para completarlas y hacerlas útiles para la sociedad. Y traer hijos sanos y fuertes era su función principal.

La tasa de mortalidad seguía sin ser precisamente baja para los bebés y niños en aquella época, por lo que la mujer que podía tener muchos hijos seguía siendo valiosa. Y la que no podía tener descendencia podía incluso ser abandonada por su marido, en algunos lugares del mundo, con plena aceptación social y cultural debido a su supuesta esterilidad. Esta infertilidad era habitualmente achacada a la mujer; un contrasentido que, sin ninguna evidencia, gran parte de la sociedad sigue creyendo a día de hoy.

En pleno siglo xx, con el auge de la igualdad entre sexos y el feminismo, la atención a la salud sexual y reproductiva dio un vuelco. Las mujeres tenían la posibilidad de elegir ser o no madres. Pudiendo elegir, incorporadas a la educación y al mercado laboral, las mujeres ya no

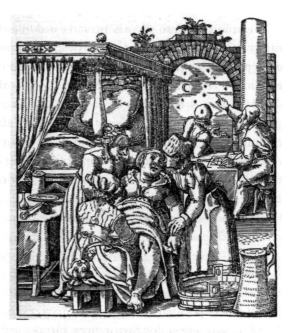

Grabado del libro De Conceptu et Generatione Hominis *(Del concepto y generacion humana, 1554), de Jakob Rueff que fue principal fuente de información para matronas y doctores de Zúrich durante todo un siglo.*

estaban definidas por su capacidad reproductiva o su instinto maternal, sino que era una más de las características que cada una de ellas tenía o no. Una parte más del todo de cada mujer. Y había tanto territorio al que llegar, tantas cosas que hacer, que la maternidad comenzó a posponerse en el caso de muchas mujeres, y las decisiones sobre el embarazo, parto, postparto y crianza (incluidas salud y educación) recayeron en personas ajenas al ámbito doméstico.

Así hemos tenido una generación entera de madres cuya idea de parto era anestesia general y la aplicación de presión sobre el útero por parte de un profesional sanitario para que nacieran sus bebés. Una generación entera que decidió dar alimentación de fórmula a sus bebés porque era la información que se les trasladaba como la mejor decisión para sus hijos.

Todas esas decisiones estaban basadas en evidencias de la época. Quizá ahora nos pasa con ellas como con el electroshock, que cuando se administraba para tratar una gran cantidad de patologías, o supuestas patologías, se basaba en una evidencia que ahora se ha desmontado. Pero es que la vida y la historia de la humanidad son así: método, ensayo y error constantes.

Algunas prácticas que ahora nos pueden parecer increíbles venían de investigadores como el doctor King o el doctor Holt, que replicaban de algún modo esa visión medieval del bebé como una criatura manipuladora a la que había que domesticar porque llegaba al mundo con el deseo de dominar su entorno y a sus padres.

Así, sostenían que no se debía atender el llanto de los bebés porque era una oportunidad de expandir los pulmones y un intento de ese bebé de controlarnos a los adultos. De hecho, King llegaba incluso a recomendar dejarles en el exterior un número de horas al día sin vigilancia y evitar alimentarles de noche, fomentando también la alimentación con fórmula para evitar que el bebé «dominara» a las madres.

Y entonces llegó ella

No, el ella al que me refiero no es la doula. Seguro que eso parecía, ¿verdad? «Ella» es la investigación.

De la mano de una nueva generación de investigadores que recogieron el testigo de algunos anteriores que ya habían comenzado a ir en esa línea, llegaron Donald Winnicott, John Bowlby, Mary Ainsworth, Marshall Klaus, John Kennell, Michel Odent y otros profesionales de diversos ámbitos de la salud que decidieron enfocar sus estudios y carreras hacia una revisión de la maternidad y la crianza desde diferentes puntos de vista.

Desde la teoría del apego, pasando por modelos de crianza que favorecieran la escucha de las necesidades del bebé, investigaciones que iban mucho más allá de la fisiología evidente del embarazo, parto y postparto... Estudios que enfocaron la experiencia de la maternidad desde un punto de vista que daba más peso a la importancia del bebé, del niño y de su experiencia de infancia, y la repercusión que la misma podría tener no solo en el momento en el que la vive, sino en su etapa adulta incluso. Y, de modo aún más retrospectivo, cómo la vivencia del bebé durante el embarazo y el parto puede influir en su vida a todos los niveles posteriormente, así como la experiencia de parto lo puede hacer en la de su madre.

Dentro de ese grupo de investigaciones, en esa mirada hacia el parto, algunos profesionales decidieron observar cómo el parto se podía ver influenciado por la presencia de una figura de soporte continuo

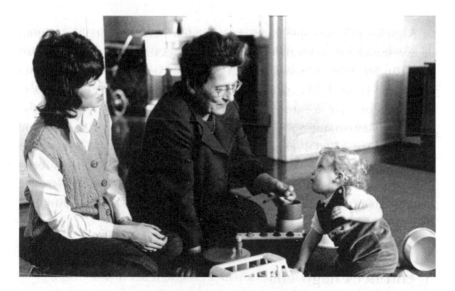

Mary Ainsworth (1913-1999), psicoanalista estadounidense cuya investigación se centró en los efectos de la presencia-ausencia de la madre sobre la conducta exploratoria de los niños. Su diseño experimental Strange Situation *(situación extraña) es uno de los más conocidos e imitados en este tipo de investigaciones.*

a la mujer. Así, estudios como el de Klaus y Kennell comenzaron a publicarse.

En sus investigaciones, replicadas en varios hospitales de diferentes lugares, se constató una mejora en las cifras de éxito en la lactancia, confianza en la primera etapa de crianza del bebé, disminución del uso de analgesia o intervenciones, así como de la duración del parto.

Si bien es evidente que no podemos tomar esas investigaciones como algo que tiene una relación causa-efecto directa, y en las cifras hay que tener en cuenta múltiples matices, en las diversas ocasiones posteriores en las que se volvió a estudiar esta posible relación los resultados fueron similares.

La figura reflejada en esos estudios, que arrojan cifras que parecen avalar lo positivo de la presencia de la doula en el parto, es la de una mujer sin estudios sanitarios pero con experiencia y conocimientos en la maternidad que se mantiene como soporte continuo para la madre sin ejercer rol sanitario alguno.

La conclusión de dichos ensayos *randomizados*, las investigaciones de Michel Odent y sus teorías, así como las revisiones de los mismos y otros, dan peso a la importancia de seguir estudiando esta figura y sus implicaciones en el parto, aunque sí mantienen cifras similares que apuntan a que la doula es beneficiosa estadísticamente en las condiciones en las que está evaluado dicho beneficio. Pese a ello, es muy importante recordar siempre que eso tampoco convertiría a la doula en una especie de milagro para el parto, o figura protagonista en el mismo, aunque sí demostraría que no está justificado desconfiar de su papel. La doula es una decisión más de las personas en su maternidad.

AVISO IMPORTANTE:
Si esperáis que en este libro afirmemos que tener una doula en el parto hace que todo sea mejor y más feliz durante ese momento y los meses siguientes, estáis en un error.

La doula no es la fórmula mágica de la maternidad. Cada maternidad la crean la madre y la familia... la doula es una figura anexa que puede estar o no en ella.

La doula y la madre

Para comenzar quiero aclarar que la doula no es una figura de acompañamiento exclusivamente destinada a la mujer, sino a la maternidad. Porque la maternidad, entendida como maternaje o cuidado principal de un niño o niña, actualmente no es ejercida en el 100 % de las familias por una figura femenina necesariamente.

Y es que la maternidad (repito, entendida como maternaje o cuidado principal) es una realidad que evoluciona con la sociedad. Solo necesitamos echar un vistazo a nuestro alrededor para ver que la sociedad nos presenta a día de hoy diferentes modelos de familia con distintas realidades y necesidades comunes, pero también específicas. Y la doula debería avanzar con ellas y hacia ellas. Para ellas.

Precisamente por ese objetivo inicial de la figura de la doula, por estar para esa maternidad, es por lo que seguramente la doula pasó ya no a su segundo o tercer plano natural, sino a uno mucho más atrás durante gran parte de la historia de la maternidad, y en la mayoría de las maternidades.

Para comenzar, no debía ser accesible a la mayoría de las familias (al contrario que ahora) el disponer de una persona exclusivamente para acompañar la parte cotidiana y emocional de la maternidad. Y, por otra parte, si la maternidad supuso algo casi oculto durante siglos, primando el enfoque productivo de tener hijos más que el emocional... ¿por qué dar valor a ese acompañamiento emocional? Cuando algo no se hace presente y visible, es casi imposible que se valore y se tenga en cuenta su atención. Por lo que esa emocionalidad o experiencia simplemente no existía para la sociedad en general, así que no tenía sentido pensar en acompañarla.

Así que la doula se replegó durante siglos, permaneciendo posiblemente mezclada en otros papeles o enfoques porque estaba a la escucha de las necesidades. Y las necesidades prioritarias eran otras claramente, más encauzadas a la supervivencia, al cumplimiento del papel de madre paridora y criadora de personas productivas.

Fue cuando el enfoque hacia la maternidad se comenzó a volcar en aspectos menos relacionados con la supervivencia en sí de madre y bebé —porque la misma ya estaba en baremos mucho más cercanos al ideal— que las madres comenzaron a sentir más esa necesidad. Ese alguien que no viniera a solucionar su vida, su maternidad, decirles cómo hacer las cosas o qué no hacer, recetarles o diagnosticarles nada a ellas o sus bebés.

Alguien que estuviera a su lado, desde la escucha sin juicio ni expectativas que, como veremos más adelante, es la base de la doula y su forma de estar en la maternidad a día de hoy.

Poco a poco, desde aquella oscuridad de hace siglos, las madres y las familias han comenzado a sostener las riendas de su modelo de maternidad y paternidad único y personal, tomando información de diversas fuentes y profesionales, y ajustándola a su realidad y necesidad familiar.

Y es ahí donde algunas encontraron el espacio vacío en el que encaja la doula actualmente.

El antes de ayer de las doulas en España

Todos conocemos esa frase que se pregunta: ¿qué fue antes, la gallina o el huevo? Y tal vez eso es lo que debemos preguntarnos en esta historia reciente de las doulas.

La aparición de esas figuras es muy anterior a la palabra. Lo que nos preguntamos es si permanecían esas doulas o resurgieron por el rescate de la palabra.

Dudo muchísimo que al calor de la palabra y su redescubrimiento aparecieran de golpe las doulas, eso tendría muy poco sentido. De hecho, conozco muchas mujeres que descubrieron que lo que hacían desde hacía años en medio de otras cosas que ofrecían era ser doulas.

Mujeres que leían lo que es una doula y decían: «Yo soy eso, eso es lo que yo hago». Eso tiene más sentido.

¿Pero qué sucedió cuando esas mujeres que ya actuaban como doulas y otras que descubrieron algo que deseaban ser encontraron la palabra doula?

Existen doulas que se denominan como tales en nuestro país desde hace cerca de 20 años. Las pioneras de este redescubrimiento de las doulas y de su función no tuvieron formación, ni asociaciones, ni compañeras con las que consultar o a las que derivar a mujeres o familias. Tampoco una claridad respecto al marco legal en el que moverse. Y eso, evidentemente, causó una gran variedad de visiones y opiniones respecto a los límites profesionales y cómo mantenerse en ellos.

Sin embargo, desde el año 2010 existen dos asociaciones de doulas a nivel nacional. Una de ellas, la Asociación Española de Doulas, no solo cuenta con un código ético que todas las socias se comprometen a cumplir, sino que también tiene a disposición interna y externa:

1. un comité de buenas prácticas para consultar cualquier límite que cause dudas a doulas, clientes o personas en general;
2. información actualizada respecto a la legalidad vigente;
3. un código de mínimos para la formación de las posibles nuevas doulas;
4. un proceso de admisión para nuevas socias que une todos los puntos anteriores.

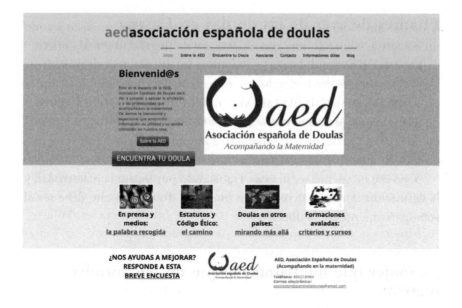

Página de la Asociación Española de Doulas en Internet (www.asociacionespanoladedoulas.com)

Todo ello marca el camino hacia una autorregulación y profesionalización que serán fundamentales no solo para las propias doulas, sino también para las madres y familias que busquen una doula.

Por una parte, esta asociación busca que las doulas reciban una formación y bases correctas y coherentes con el papel que van a desempeñar. Y, por otra, dar a conocer todos estos puntos importantes sobre lo que es y lo que hace la doula: desde el qué puede esperar alguien de su doula, hasta el qué jamás debería hacer su doula, pasando por qué mecanismos tienen para conocer si su doula está ejerciendo con buena praxis, y otras cuestiones fundamentales a la hora de buscar y elegir doula.

Porque la regulación no solo es buena para las doulas, sino que también lo es para quienes desean tener una en su vida. Deben saber lo que es una doula y lo que no.

En medio de todo este proceso de definición y crecimiento de esta y otras asociaciones nacionales y regionales, el *Informe Doula*, creado por el Colegio de Enfermería, cayó como un jarro de agua fría que lo único que aportaba era confusión social respecto a lo que realmente es y hace la doula. Sin evidencias, pruebas o testimonios fiables, se atacó a todo un colectivo haciendo una generalización de ilegalidad y mala praxis.

De esta crisis tan dolorosa y este absurdo, el colectivo decidió crear algo constructivo, redoblando los esfuerzos para trasladar los límites profesionales y recopilando cada vez más información verídica sobre las doulas, creando documentos legales para familias y doulas, y aumentando la claridad del mensaje respecto a lo que NO debe hacer o ser una doula y lo que sí debemos aportar.

Y en ese momento seguimos. Trabajando por y para la maternidad y la definición clara y concreta de lo que es la doula y lo que debe ser el acompañamiento de la doula.

La mujer que me llamó porque no encontraba matrona

— *Hola, ¿eres doula?*

— *Sí, dime, ¿en qué te ayudo?*

— *Es que estoy embarazada y quiero parir en casa.*

— *Ah, muy bien. Y ¿para cuándo está previsto el parto?*

— *Para dentro de dos meses.*

— *Estupendo. Ya tendrás matrona, claro.*

— *No. Por eso te llamo.*

— *¿Para que te ayude a buscar una?*

— *No, porque no quiero matrona en el parto, solo doula. Porque una doula también me puede atender, ¿no?*

— *No, las doulas no somos profesionales sanitarios. No atendemos partos, acompañamos.*

— *Pero yo no quiero matrona, yo quiero doula.*

—*Pues lo siento, pero eso no es posible con una doula. Solo podría estar en tu parto si hay un profesional sanitario acreditado para atender el parto.*

Esa llamada terminó de una forma incómoda porque la mujer que me llamó tenía una expectativa que no se correspondía con la realidad de lo que es una doula en nuestro país.

3
Dime tu país y te contaré sobre tu doula

¿He leído bien? No doy crédito. ¿En serio me está preguntando una doula desde el otro lado del océano qué hacemos las doulas en España para «acelerar» los partos de las mujeres? ¡Cómo que qué hacemos! ¿Qué vamos a hacer? Nada.

Esperar, acompañar, estar... Pero no hacer. No somos quienes debemos decidir si hay que hacer, ni quienes han de proponer siquiera o hacer nada.

¿Qué está pasando en esta conversación? Y ¿por qué me están preguntando «remedios» cuya decisión depende de la mujer que da a luz y que deben ser aplicados, en caso de que ella lo decida, por alguien formado en bienestar y salud maternofetal?

Las doulas no somos parteras, ni matronas, ni obstetras... somos doulas. Pero, claro, ¿dónde está esa doula? Quizá es importante preguntarme eso para entender esta conversación que estamos teniendo. Seguramente ella desconoce cuál es la atención sociosanitaria a la maternidad en nuestro país y me habla desde el prisma del suyo.

Así que... una vez más, el país en el que ejercemos las doulas y su realidad a todos los niveles hace que la doula se reinterprete tanto desde el papel asistencial como desde el social.

Yo no sería la doula que una mujer de otro país espera. Seguro.

Al servicio de la maternidad

Cuando inicié mi carrera como doula tuve muchos momentos de duda, días en los que veía cómo otras compañeras de aquí y allá ofrecían cosas dentro del acompañamiento que yo no entendía que fueran acompañar, sintiéndome a veces incluso inferior porque yo no podía ofrecer esas cosas, y no solo no podía, sino que no las veía como parte del mismo. Entonces empecé a investigar, a buscar la respuesta a eso que me hacía dudar sobre mi papel como doula y mi validez. Y una frase llegó a mí en esa búsqueda: *estamos al servicio de la maternidad*.

Dando vueltas a esa frase y buscando en la historia y en la actualidad de diversos países, me di cuenta de lo que me fallaba. No entendía que la maternidad en cada lugar y momento histórico tenía una realidad.

Porque la realidad es que hay muchos profesionales cuyo principal objetivo es estar al servicio de la maternidad, cada uno desde su papel y con sus funciones. Con su espacio y en su momento… y lugar.

Del mismo modo que la doula no cumplió el mismo papel en la antigua Grecia o en la India que en la actualidad, tampoco lo cumple en un país en el que existe un sistema sociosanitario completo que en otro donde la atención sanitaria no es accesible a todas las personas o no a la gran mayoría, al menos; o en otro en el que los límites legales de las profesiones están difusos frente a uno en el que estas líneas a no cruzar son claras.

La especialización de las funciones profesionales siempre depende de la realidad del entorno social, legal, económico, educacional y cultural que rodea al profesional. A mayor red profesional y mayores oportunidades de formación y especialización —y más acceso de los usuarios a la misma—, mayor posibilidad de que cada uno de los profesionales pueda centrarse en su campo y ubicarse de verdad en él.

También la disponibilidad de información veraz sobre los papeles y límites de las funciones de cada profesional es básica para que se pueda dar esa división clara de objetivos y tareas de cada profesional. Para que cada persona sepa qué esperar del profesional al que llama y, de paso, sepa a cuál ha de llamar realmente para cubrir cada necesidad, inquietud o deseo.

Por todo ello y más factores que veremos más adelante, aunque la base del trabajo de la doula es común en todos los lugares del mundo en

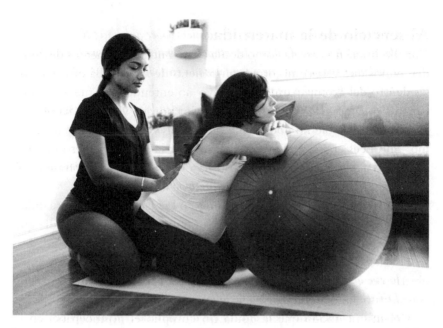

los que existe, realmente hay diferencias que para mí son sustanciales en algunos casos entre las labores que rodean el acompañamiento en diversos lugares del mundo.

Dichas diferencias se ven marcadas por cosas como los límites legales de cada país respecto al ejercicio profesional, la realidad de las especializaciones en diversos campos de la atención a la maternidad, las creencias y educación sociocultural y otras cuestiones, ya que todo ello, y las circunstancias personales y únicas de cada madre y familia en cada momento, es lo que crea sus propias necesidades tanto a nivel individual como colectivo. Es lo que convierte a la doula en un deseo, una necesidad, una moda, un complemento o, lo que deberíamos de ser, una decisión más dentro de las que libremente toma cada persona dentro de su proceso maternal.

Y esto es lo que se ve en los diferentes enfoques de las doulas en diversos países. Y lo que la doula en cada país debería conocer a la perfección y tener siempre en cuenta.

— *Hola, estoy buscando doula para que me acompañe en el embarazo y el parto.*

— *Estupendo. ¿De cuántas semanas estás? ¿Qué estás buscando para esta etapa?*

— *Que me acompañe una doula. Pero quiero saber qué haces tú.*

— *Yo acompaño como doula en las etapas y caminos que tú me solicites y podamos encajar, ya que estoy formada en todos ellos.*

— *Pero ¿qué haces al acompañar?*

— *Estar para ti disponible en los encuentros y en lo posible por teléfono y mensajes. Para escuchar y acompañar cada momento en el que quieras que esté.*

— *Es que, por el mismo precio de tu tarifa, he visto alguna compañera que ofrece terapia dentro del acompañamiento, y otras que me aconsejan sobre la salud y alimentación, o que me hacen las clases preparto.*

— *Discúlpame, pero quien hace eso en nuestro país dentro de un acompañamiento no está ejerciendo como doula realmente. Si eso es lo que quieres, la doula no es la persona que puede y debe cubrirlo. Diferente es que la doula sea también profesional sanitaria, de las terapias o la nutrición y te ofrezca ese otro servicio separado del de acompañamiento de doula.*

— *No, los que yo he visto iban incluidos, como si fueran parte del acompañamiento. No tenía ni idea. Como he leído packs incluidos en los acompañamientos... Creí que era lo normal.*

— *En España no. Si eso es lo que buscas, siento decir que no soy la persona. Y que ninguna doula debería serlo en nuestro país.*

Estados Unidos y las doulas

Una de las impulsoras de otro enfoque de atención a la maternidad en Estados Unidos fue Ina May Gaskin, que creó el centro de partería La Granja y es autora de varios libros respecto a nacimiento y parto fundamentalmente.

Ina May está plenamente volcada en el reconocimiento del nacimiento y el parto como algo único en cada mujer y bebé, como un momento sagrado y fundamental en la vida de ambos que debe ser atendido desde la plena humanización y respeto a los deseos y necesidades específicas de ese parto, ese nacimiento, ese bebé.

Creo que, en realidad, esta visión, en líneas generales, seguro es compartida por la inmensa mayoría de los profesionales que se dedican a la atención del parto y nacimiento, pero hay que ver el enfoque con más detenimiento.

En sus inicios en el mundo de la maternidad, Ina May formó parte de una caravana que recorría Estados Unidos. Era la época de los 60 y 70, y en realidad había varias iniciativas de ese tipo coexistiendo, así que no es nada extraño. Lo curioso es la progresión desde ese momento hasta el actual, en el que da conferencias, tiene varios libros y es creadora del centro de partería La Granja.

El grupo al que pertenecía Ina May fue el origen de todo lo que ahora es ella, ya que en la caravana pasaba el tiempo, pasaba la vida y llegaban los partos sin que hubiera profesionales que los atendieran, por lo que uno de los obstetras de una de las poblaciones donde la caravana se estableció durante un tiempo decidió dar formación para la atención de esos partos a Ina May. Ahí comenzó lo que ahora es la carrera de una gran activista por los derechos del parto y el nacimiento y la humanización del mismo.

En paralelo a esa corriente de parto humanizado y nacimiento atendido desde un prisma menos intervencionista, se comenzó a plantear la figura de la doula apoyada por los estudios de diversos investigadores (recordemos que hemos nombrado ya a los famosos Klaus y Kennel). Se entendía en estos estudios a la doula como una persona que no formaba parte de los profesionales sanitarios, que no estaba para la asistencia sanitaria al parto, pero sí para el apoyo continuado y exclusivo a cada una de las mujeres durante todo el proceso de parto y nacimiento de su bebé.

Dona Internacional

Lo que queda patente, echando un rápido vistazo a lo que se ofrece en USA, es que hay mucha variedad de servicios. Cada doula es su propio producto con sus propios complementos, y es que, estando en un país como Estados Unidos, en el que coexisten legislaciones locales, federales y estatales, el papel de la doula es bastante variado, aun coincidiendo en lo básico. Y no en pocas ocasiones se sale de lo planteado por aquellos estudios de los años 70 a 90 y otros posteriores.

Para tratar de unificar los criterios, entre otros objetivos, se creó Dona, asociación que tiene como uno de sus pilares la profesionalización de las doulas a través de la formación y la certificación conforme a la visión de ese país de lo que hace o no una doula y en qué momentos es importante su presencia.

Desde Dona se ofrecen muchas doulas en EEUU, y en su seno se forman multitud de nuevas doulas cada año, ya que goza de una imagen muy positiva y una estructura que ofrece apoyo y espacio a esas doulas para desarrollarse y crecer con el sostén de una entidad respetada y con mucho trabajo por y para la profesión en ese país a sus espaldas.

Sin embargo, también hay que tener en cuenta que Dona tiene un largo recorrido tanto temporal como de influencia y prestigio en Estados Unidos, pero se ha extendido además a otros lugares del mundo, ofreciendo, bajo esos estándares que contemplan, la certificación de doulas en diversos países con su formación. Cuestión que a veces choca con la realidad del país en concreto, dependiendo de la base legal o social del mismo, motivo por el cual desde muchas asociaciones nacionales de otros países se recomienda hacer una actualización o directamente formarse en el país donde se ejercerá para ajustarse lo más posible a lo necesario y legal en él.

De hecho, cuando analizamos lo que las doulas en Estados Unidos ofrecen y muestran sobre su profesión, nos encontramos una gran cantidad de mezcolanza, seguramente fruto de la falta de compartimentación de las tareas de las doulas respecto a las de otros profesionales. Y podemos encontrar doulas que ofrecen herramientas como el yoga, el hipnoparto, el *mindfulness*, porteo respetuoso, técnicas de relajación, osteopatía o aromaterapia, cuando nada de todo ello es en realidad parte de lo que significa acompañar. Y, aun no formando parte del acompañar, es tremendamente habitual en la oferta de servicios de las doulas en Estados Unidos, como también lo es el hecho de que las doulas se circunscriban mayoritariamente a las etapas de embarazo, parto y primera parte del postparto. Si bien es llamativo, es muy posible que este hecho responda a la demanda habitual de las mujeres, o simplemente a que las propias mujeres no saben que sus doulas pueden estar en más momentos y etapas si se forman adecuadamente en ello.

Como consecuencia de esa demanda centrada en el embarazo enfocado a la preparación del parto, el parto y el postparto inicial, la inmensa mayoría de las formaciones para doulas de este país se ciñen a estas etapas, y dan informaciones a veces sobre técnicas o herramientas que utilizar u ofrecer a las mujeres. De ahí ese crisol de ofertas del que hablábamos antes.

Argentina y las doulas

Argentina es un país extenso y de muy diversas realidades que, en muchos casos, están fuertemente marcadas por un componente geográfico que define el acceso a la atención sociosanitaria. También es un país en el que la asistencia sanitaria ha tenido momentos muy difíciles en los que los hospitales y servicios públicos han sido incapaces de responder a la demanda que llegaba a ellos. Y de ahí una corriente de doulas que en este país mezclan el acompañamiento con la partería, y que a veces hacen que la imagen sea confusa. Esto, como veremos, se repite en diversos lugares por distintos motivos. Y es que cuando hay una demanda frecuente que no es respondida del modo adecuado, el camino puede llevar a que sea alguien totalmente inesperado quien dé cabida a esa necesidad y se convierta en la respuesta, sea o no la más adecuada.

Pero Argentina también es un país en el que se da una gran importancia al bienestar psicológico en las diversas etapas vitales, siendo su atención algo totalmente normalizado y que, lejos de ser un tabú como lo es en países como España, se entiende como una señal de salud y consciencia.

Es en este aspecto en el que las doulas en Argentina se distinguen con mucha frecuencia, ya que, sin restar peso o importancia al embarazo o el parto, tienen una gran labor de acompañamiento en el postparto y sus cambios y adaptaciones. Porque el postparto es, en general, el gran desconocido en la atención a la maternidad pese a ser fundamental no solo para la madre, sino para el bebé, su crianza y el entorno más cercano y su desarrollo.

La influencia de Laura Gutman

Creo que no hay profesional de la maternidad que haya leído sobre el proceso psicológico y emocional del postparto que no conozca a Laura Gutman.

Yo tuve el privilegio de hacerlo en persona hace muchos años, e incluso plantearle preguntas sobre algunos de los postulados que ella sostenía y con los que yo no estaba de acuerdo. Seguro que ella no lo recuerda, pero a mí me marcó por muchos motivos ese encuentro.

Laura Gutman es psicóloga especializada en maternidad, concretamente en el proceso de la mujer en la maternidad y todas sus implicaciones, que no son pocas, precisamente. Y, en base a ese proceso, ha desarrollado gran cantidad de trabajo dentro de Argentina y en todo el mundo, abriendo la puerta al conocimiento y reconocimiento del postparto como mucho más que los loquios, la retracción uterina, el cansancio o los posibles problemas en la lactancia.

Desde el prisma de Gutman, el postparto es un proceso de deconstrucción y reconstrucción en la mujer, en el cual múltiples cuestiones influyen y suman para obtener un resultado que marcará el cómo esa mujer viva el postparto. Desde el cómo ha sido su propia crianza en la niñez y la madre que tiene como modelo, hasta cuál ha sido la vivencia del parto de esta mujer cuando se ha convertido en madre, y la influencia educacional, cultural y de la experiencia vital de cada madre que construyen su yo actual como madre.

Todo ello es revisado y reflexionado en profundidad por Laura Gutman para poner en valor esta etapa en la que lo más profundo que se suele sacar a la luz por parte de muchos profesionales y la sociedad en general es que es normal tener depresión postparto. Laura Gutman le da la profundidad necesaria a esa visión sobre el postparto.

Precisamente de esa mirada transversal hacia el postparto surge la base de muchísimas doulas en Argentina (país natal de Laura Gutman), ya que tienen un enfoque muy desde el proceso psicológico y su conocimiento, y el enfoque es que el embarazo y el parto nos van a llevar a ese postparto no solo a nivel temporal, sino en el sentido más amplio de la palabra. Es decir, que esas etapas van a construir, en gran medida, la realidad del postparto y su vivencia, por lo que han de ser acompañadas también desde ese ángulo de formar un todo del proceso de maternidad de cada mujer.

En ese enfoque también hay variedad, ya que seguimos encontrando servicios de doula mezclados con herramientas que se consideran útiles en este camino, aunque realmente no sean acompañar, lo que en algunas ocasiones causa choques con los psicólogos perinatales que sienten invadidas sus competencias. De nuevo, diversos profesionales con un objetivo común que hemos mencionado: estar al servicio de la maternidad.

Reino Unido

La actualidad y el camino previo de las doulas en Reino Unido, y en gran parte de Irlanda y las Islas del Canal, van íntimamente ligados a la asociación Doula UK.

Se trata de una asociación de doulas enfocada de forma muy intensa al acompañamiento en parto y postparto, algo que seguramente responde a la demanda de las mujeres en esa área geográfica y que, de nuevo, marca el enfoque y temática de las formaciones para doulas en estos países.

Esto, evidentemente, responde al hecho de que en Reino Unido el parto, tanto en el domicilio como en casas de partos o en el hospital, está enfocado de un modo cotidiano. Es decir, buscar una matrona para el parto en casa no es en absoluto infrecuente cuando el embarazo y el propio parto no son calificados de riesgo por parte de los profesionales sanitarios que han realizado los controles prenatales. Y la preparación de ese parto y ese postparto se hacen, en estos casos, en contacto directo con la matrona que lo atenderá y la doula que lo acompañará, en caso de desear acompañamiento de una.

Dicha preparación al parto se combina con sesiones con la educadora perinatal elegida por la mujer/familia tras evaluar la que más encaja con su visión, en lugar de ser ofrecida por el profesional que el sistema sanitario asigna, como es el caso de España.

En todo ese proceso está, en muchos casos, la doula ya al lado de la mujer o en contacto con ella, al menos para crear el vínculo que le permita acompañarla del mejor modo en ese momento.

Sin embargo, aunque algunos puedan pensar que esto causa una extralimitación que pueda entrar en el terreno de la asistencia sanitaria, nada más lejos de la realidad. De hecho, Doula UK se creó ante la creciente demanda de doulas por parte de las mujeres, tanto en partos en el domicilio como hospitalarios, así como la de otras mujeres interesadas en cumplir ese papel de acompañamiento. Dentro de los objetivos de esta asociación está la delimitación y profesionalización del papel de la doula, separándolo en todo lo necesario de los de otros profesionales presentes en la maternidad, como las matronas u obstetras, o las asesoras de lactancia o IBCLC (siglas que corresponden a Consultor Internacional de Lactancia Materna certificado por el Consejo Internacional de Certificación de Consultores en Lactancia).

Doula UK también exige a sus socias una formación sólida y acorde a lo necesario para ejercer el papel de acompañamiento de la doula, así como una constante actualización y contar con tutorización durante un tiempo por parte de una doula con más experiencia. Todo ello para poder mantener un estándar óptimo en las doulas integrantes de la asociación y continuar trabajando por la profesionalización en la que ya tienen un largo camino recorrido y logros evidentes frente a la situación de la doula en otros países.

Sheila Kitzinger, Michel Odent y las doulas de Reino Unido y Europa

Anteriormente hemos hablado de los estudios e investigaciones llevados a cabo por diversos científicos entre los años 70 y 90 del pasado siglo. Y hemos nombrado a Michel Odent, pero su figura y recorrido tiene tanta huella en la maternidad (y especialmente en el parto) en Europa y Reino Unido que debo hablar sobre él bastante más.

Michel Odent no solo acuñó el término *paramana doula* e inició la formación de doulas de parto junto a Liliana Lammers, sino que ha dedicado gran parte de su carrera a investigar sobre la fisiología del parto y obtener conclusiones basadas en la evidencia sobre cómo favorecerla (o al menos no entorpecerla).

En su bibliografía podemos encontrar términos relacionados con el proceso de parto como «planeta parto», «cascada de intervenciones» o «cerebro reptiliano» que a día de hoy son de uso ya bastante frecuente a la hora de hablar de parto fisiológico, y sobre los cuales él abrió una puerta al conocimiento muy importante no solo para profesionales, sino para público en general.

Por otra parte, tampoco es justo olvidar a otra gran profesional ya difunta pero cuyo trabajo sigue inspirando a muchos profesionales y emocionando a muchas mujeres: Sheila Kitzinger. Puedo decir que tuve el inmenso placer de conocerla y disfrutar de escucharla en persona, y es un recuerdo imborrable y maravilloso.

Esta antropóloga y activista por los derechos del parto de origen británico investigó sobre la violencia intraparto y en la atención a la maternidad y sus consecuencias, trabajando incansablemente por el reconocimiento del derecho a la libertad de decisión y de información de las mujeres en sus procesos.

Trató, sin idealizaciones y de forma clara y directa, temas que eran y siguen siendo tabúes, como los derechos sexuales y reproductivos de las mujeres y la violencia obstétrica. Y derribó con pruebas científicas la afirmación de que no es importante el cómo damos a luz y qué sentimos en la atención de esos partos. Además, también habló sin tapujos sobre el parto en casa y su realidad, alejándose de catastrofismos y enfoques idealizados.

Estos profesionales, que enfocan su trabajo desde diferentes puntos de vista, configuraron, junto a otros, un cuadro completo en el que muchas mujeres y familias en Reino Unido y Europa comenzaron a cuestionarse la forma de dar a luz, la forma de nacer. Y si querían que, entre sus decisiones libres y que debían ser respetadas, entrara el tener una doula o no en ese momento, parir con una matrona en su domicilio o ir al hospital, y muchas otras cuestiones que pueden decidir las mujeres en sus partos cuando disponen de información veraz y clara. Estos y otros profesionales abrieron la puerta a otro camino posible, y en ese camino estaban también las doulas.

Brasil, México, parteras y doulas

Hemos mencionado que la disponibilidad de recursos asistenciales a nivel sociosanitario y la cultura e historia marcan en gran medida las demandas de la maternidad en cada lugar del mundo. Y Brasil y México son un ejemplo claro de ello.

Hablamos de países en los que, como en Argentina, las distancias pueden ser enormes y hay un porcentaje de población rural sin acceso a asistencia sanitaria considerable. Esto significa que muchos partos corren el riesgo de no tener posibilidad de ser atendidos por profesionales sanitarios o en entornos adecuados a nivel higiénico y sanitario para el nacimiento, pese a que sea el deseo de esas mujeres obtener esa atención.

Por otra parte, también hablamos de países en los que la cultura ancestral sobre el parto y el nacimiento está muy presente y viva. Muy al contrario de lo que sucede en países como España, donde las parteras han sido prácticamente eliminadas de la asistencia al parto al trasladarse la inmensa mayoría de los partos a los hospitales de la mano de obstetras, en las décadas anteriores, y ahora cada vez más de las matronas gracias a su especialización en obstetricia y salud sexual y reproductiva de la mujer. Así, en España nos parece algo anterior a nuestras abuelas el nacer con una partera, pero en países de Centro y Sudamérica esto es muy común.

De hecho, las parteras están integradas en los sistemas sanitarios privados y públicos de algunos países de ese continente, y son profesionales altamente respetadas que tienen una amplia formación sobre diferentes aspectos del embarazo, parto y postparto. Se calcula que en México existen en activo más de 15.000 parteras formadas y certificadas, aunque algunas voces del ámbito sanitario se elevan contra su proliferación.

No son pocas las opiniones contra ellas dentro del ámbito sanitario, pero hay que recordar que las tasas de cesáreas de estos países son tremendamente elevadas en los partos hospitalarios, por lo que muchas mujeres también se deciden por una partera en los embarazos y partos de bajo riesgo para disminuir la posibilidad de que su parto acabe en una cesárea. De hecho, la tasa de cesáreas en parto privado en Brasil supera el 80 %, algo que preocupa seriamente a organismos como la OMS y a entidades que trabajan por los derechos del nacimiento y el parto.

De hecho, precisamente fue en Brasil donde la Organización Mundial de la Salud editó en el año 1987 la Declaración de Fortaleza, que fue el primer documento de consenso internacional para recoger recomendaciones de cara a la disminución de las intervenciones en el parto y la atención al mismo desde un prisma más fisiológico y humanizado. Y en dicha cumbre estuvieron presentes representantes del colectivo de parteras que aportaron su experiencia y visión para contribuir a la declaración fruto de aquel encuentro.

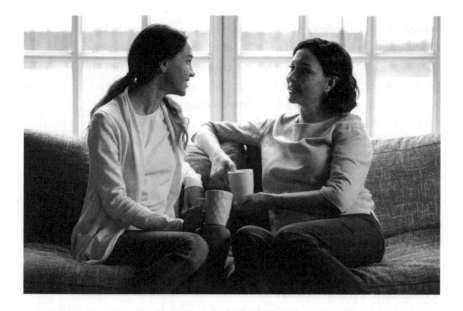

Por desgracia, más de 30 años después, muchas de las recomendaciones se siguen sin respetar en algunos países y continuamos teniendo tasas de intervención y cesárea intolerablemente altas.

De la mano de la elección de las mujeres sobre si parir con una partera o con un profesional sanitario, y de la conciencia de la importancia del nacimiento y el parto, y cómo sean vividos, llega a estas mujeres también el resurgir de la figura de la doula. Sin embargo, hemos de decir que en muchos casos esta figura sí está vista de un modo más interventivo que en España, ya que en la mayor parte de las formaciones se incluyen remedios o herramientas que poder ofrecer a la mujer en el momento del acompañamiento, algo que aleja a las doulas de estos países de las doulas de Reino Unido o España pese a tener una base común de acompañamiento. De hecho, en varios de los programas de diversas entidades públicas de países de Centro y Sudamérica en los que se incluye a las doulas, se reflejan entre sus tareas el consejo de la salud durante el embarazo, la preparación al parto o la educación en lactancia materna. Funciones que en España son competencia de las matronas y otros profesionales, no de las doulas.

Cabe destacar en el camino hacia el derecho de elección de las mujeres la propuesta de ley PL 3.946/2021 aprobada en marzo de 2022 en el senado de Brasil tras la revisión y votación definitiva de las alegaciones realizadas, y que sigue su curso hacia el congreso en Brasil.

Un texto que pretende regular no solo las funciones de las doulas profesionales, sino también la formación necesaria para ejercer y cómo encajan en la realidad social y asistencial de ese país.

La aprobación de la ley en el congreso de los diputados convertiría a Brasil en el primer país del mundo en regular la profesión de las doulas desde la realidad de la misma en ese país. Un enorme avance logrado con años de trabajo.

Cada demanda, una respuesta. Y la demanda de las mujeres de esos países es la de esa doula que aporta remedios y estrategias para el parto o el postparto.

Holanda como modelo

Desde que comencé a ser doula hace ya más de 10 años en diferentes espacios se ha nombrado de forma constante, como un mantra: *Mira en Holanda lo bien que están las doulas.*

Pero ¿qué tiene de especial Holanda? ¿Por qué en Holanda parece estar el «paraíso» de las doulas?

Para entender lo que sucede y el origen de la posición de las doulas en este país tenemos que conocer la realidad del parto y la maternidad en Holanda.

Comenzamos por comentar que no es un país con una sanidad pública al estilo de España, sino que los ciudadanos contratan un seguro privado cuyos servicios mínimos están marcados por ley, siendo de obligado cumplimiento por parte de las aseguradoras, independientemente de los antecedentes de salud o la edad de los ciudadanos, y sin sobreprimas. Sobre él, cada uno de los ciudadanos amplía la póliza con servicios adicionales en función de su necesidad o deseo.

Así, cuando una mujer se queda embarazada en Holanda elige un equipo de matronas y otros profesionales de zona que serán quienes la atienden tanto en el embarazo como en el parto. De este modo, el vínculo y la comunicación tan necesarios en el parto quedan apoyados por el conocimiento previo de los profesionales que estarán con la mujer en ese momento, y da opción a la misma a elegir el equipo con el que llegará su bebé al mundo, algo que se ha demostrado muy importante en la experiencia del parto.

Por otra parte, la mujer también elige el lugar para el parto si cumple con las condiciones de seguridad requeridas. Entre otras, estar a no más de 15 minutos de un hospital y que el estado de salud de madre y bebé sean adecuados. El enfoque del parto en Holanda no es el de una patología o un proceso patológico, sino el de un evento fisiológico, por lo que no se tiene la relación preconcebida de parto en hospital, ni la visión de que el parto debe ser atendido por un obstetra, sino por una matrona. Solo se acude al hospital a parir en caso de que las condiciones de seguridad no se cumplan o la mujer lo elija y decida abonarlo. Y los obstetras solo están presentes en los casos en los que realmente su intervención puede ser necesaria para preservar la salud de madre y/o bebé.

Dentro de esta visión de parto y nacimiento como un momento natural y fisiológico, y de la elección como parte intrínseca a la maternidad, es como las doulas entran en esa rueda de elecciones de la mujer. Y tener una doula es una elección muy común en Holanda.

De hecho, algunas de las escuelas de doulas tienen concertadas prácticas para sus estudiantes en algunos de los centros de atención al parto del país.

Las doulas están muy enfocadas al embarazo, parto y postparto inmediato, aunque cada vez son más las que también acompañan en caso de pérdidas perinatales, entre otras, ya que en Holanda existen programas de atención al duelo gestacional y neonatal en los centros sanitarios.

Otra cuestión característica de las doulas en Holanda es su no intervención en funciones sanitarias o de cuidado de la salud postparto y del neonato, ni siquiera en el sentido de mantener control de la salud o vigilar signos de alarma. Es otra profesional la que realiza estas funciones en coordinación con la matrona: la *kraamzorg*.

Kraamzorg y doulas, la confusión permanente

La primera vez que escuché el término *kraamzorg* fue precisamente para aclarar que se había traducido mal en una pieza documental, atribuyéndole el nombre de doula cuando realmente no lo es. En ese documental se veía a la persona que era nombrada como doula haciendo tareas de cuidado y domésticas, y se explicaba que tenía una formación concreta para desempeñar dicho trabajo.

Fue en base a ese error de traducción como muchas personas que apoyaban el «informe» publicado contra las doulas en España llegaron a difundir conclusiones como que las doulas eran trabajadoras domésticas, o que había que darles formación en cuidados sanitarios, o que eran intrusas en el ámbito sanitario… Como suele pasar, afirmaciones basadas en la costumbre de «oír campanas sin preguntarse de dónde vienen».

Y creo que es importante dar unas pinceladas sobre estas profesionales que hacen una labor fundamental, al menos bajo mi punto de vista, para las mujeres y familias.

Comentábamos al explicar la asistencia a la maternidad en Holanda que cada ciudadano tenía contratada una póliza de seguro con unos servicios específicos mínimos que pueden ser ampliados según las circunstancias y necesidades. Y he aquí la clave de las *kraamzorg*, ya que forman parte de estos servicios que las aseguradoras deben ofrecer a las mujeres desde el periodo preparto inmediato y también durante los primeros días del postparto.

Su formación es específica para sus funciones, entre las que se encuentran informar y apoyar en la lactancia, evaluar posibles señales de riesgo en la salud de madre y/o bebé para derivar a un especialista cuando sea necesario, ayudar a que la familia tome confianza en los cuidados neonatales o apoyar en algunas de las tareas domésticas diarias (principalmente enfocadas a la organización doméstica o la higiene cotidiana para preservar la salud). Como se ve, claramente funciones que no tienen nada que ver con el acompañamiento emocional.

De hecho, en Holanda las figuras de la matrona, la *kraamzorg* y la doula conviven en total armonía desde hace muchos años, conociendo perfectamente cada una su espacio y papel en la maternidad.

— Pero las doulas limpiáis la casa y bañáis a los bebés.
— No, las doulas acompañamos emocionalmente en la maternidad.
— En Holanda limpian la casa, cuidan a los hermanos mayores y bañan a los bebés para que la mamá descanse.

—Esas no son las doulas, sino otras profesionales especializadas en cuidados del bebé y en el postparto.

—Yo lo he visto en la tele.

—Pero no eran doulas.

—Pero en la tele decían que sí.

—Yo también he visto en la tele naves espaciales saltando al hiperespacio...

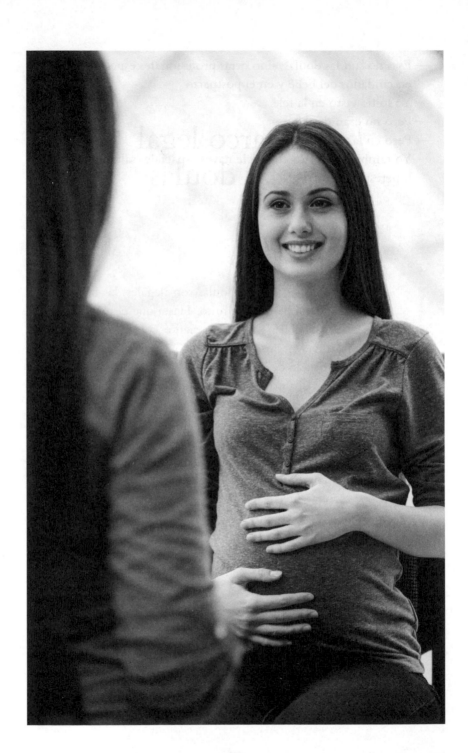

4
El marco legal
de las doulas

Las doulas son ilegales, las doulas son ilegales, las doulas son ilegales... Y así hasta el infinito. Hasta que el mensaje cale, hasta que quede en el subconsciente colectivo y nadie lo cuestione, nadie se pare a buscar información o verificar siquiera en qué se basa la afirmación de que las doulas son ilegales.

Ese es el resumen de estos días de mi vida. Días marcados por una provocación tras otra en medios diversos, por una mentira repetida mil veces para convertirla en conveniente realidad. Por llamadas, mensajes y correos electrónicos que repiten una y otra vez la misma pregunta: «¿Qué tenéis que decir las doulas a esta afirmación?».

Mientras, veo como, irónicamente, de mi cuenta bancaria desaparece el correspondiente recibo de autónomos de este mes, con la misma puntualidad de cada mes. Casi me dan ganas de enviar a los responsables de este momento de caos y desinformación el pantallazo del cargo bancario, el documento de mi tributación trimestral... Casi me entran ganas de entrar en directo en algún programa de TV para responder que me digan, cara a cara, que soy culpable de un delito fiscal por el simple hecho de ser doula.

Pero luego recuerdo que las personas que afirman ese tipo de cosas no buscan la verdad, sino convertir en realidad su ficción, y decido mantener la serenidad.

Que no te lleven a su tormenta si tú no lo deseas. Que no te involucren en su guerra si tú quieres la paz.

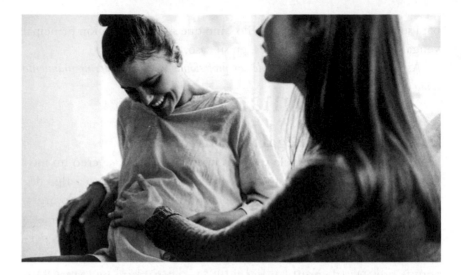

Doulas profesionales y no profesionales

Muchas veces me han preguntado si la de la doula es una profesión. Y según la definición estricta de la palabra, desde luego que lo es.

Una profesión es el conjunto de actividades y funciones que realiza una persona, para las que se ha preparado y por las que percibe una remuneración. Y por supuesto que muchas doulas encajamos en esta definición porque nos hemos preparado para ofrecer nuestros servicios (y nos seguimos preparando como parte de nuestro compromiso con los códigos éticos de las doulas), y percibimos una contrapartida pecuniaria o no por lo que ofrecemos.

¿Esto convierte a todas las doulas en profesionales? Evidentemente no. Ya que existen mujeres que se ofrecen como doulas sin preparación para ello, de igual modo que existen personas que se ofrecen para trabajar en *marketing* sin ser profesionales de ello.

¿Existen profesionales que no cobran? Lógicamente también, ya que cada profesional elige utilizar sus dones, talentos, formación y tiempo dentro de una labor de voluntariado o como medio de vida para sí mismo según el momento.

De igual modo, la doula puede ser profesional pero no ser esa su ocupación principal, entendiendo como ocupación aquello a lo que destinamos la mayor parte de nuestro tiempo y que nos impide realizar otras actividades profesionales. Es decir, que puede haberse formado para ser doula pero no vivir de ello, sino que su remuneración principal venga de otra ocupación que es, en su caso, la principal.

Así pues: *sí, una doula puede ser profesional y tener el acompañamiento como ocupación.*

Diferencia entre ilegal y no regulado

Hace unos años, como suele pasar en nuestra sociedad, se creó un movimiento contra algo (en este caso contra las doulas) en base a algo demasiado extendido: el desconocimiento. Se introdujeron como argumento contrario a las doulas términos como *ilegal* equiparándolo a *no regulado*, y pocos se preguntaron si esto era así. La mayoría de las personas que apoyaron ese movimiento dieron por buena la equivalencia porque provenía de profesionales titulados y con cierto prestigio. Pero esto no es en absoluto así.

Si destinamos 5 minutos de nuestro tiempo a preguntarnos qué es una profesión regulada, descubriremos que nada tiene que ver con la legalidad o no de la misma, sino con los requisitos para ejercerla en sí.

Según el artículo 4 del Real Decreto 1837/2008:

«una profesión regulada es la actividad o conjunto de actividades profesionales para cuyo acceso, ejercicio o modalidad de ejercicio se exija, de manera directa o indirecta, estar en posesión de determinadas cualificaciones profesionales, en virtud de disposiciones legales, reglamentarias o administrativas».

Es decir, que podríamos definir la profesión regulada como aquella que solo se puede ejercer tras una formación específica que sea reconocida por el país en el que se ejercerá dicha profesión, que requiere no solo haber hecho la formación, sino demostrar el aprovechamiento y las competencias adquiridas en ella. En algunos casos, además, se requiere el pertenecer a un colegio oficial profesional para poder ejercer dicha profesión.

¿Significa esto que las profesiones no regladas son ilegales? La respuesta es un rotundo NO.

Si bien es cierto que la Unión Europea tiene como parte de sus objetivos respecto al ejercicio profesional dentro de su territorio que todas las profesiones cumplan unos requisitos específicos y comunes, la realidad es que el listado de profesiones reguladas ni siquiera es el mismo entre diferentes países de la UE. Es decir, que un profesional puede estar regulado en Francia, pero no en España, y viceversa. Y eso no resta legalidad a su actividad, siempre que no intentemos ejercer una profesión que sí requiere regulación en un país sin tenerla, claro.

Como ejemplo, algunas reguladas a día de hoy en España son:
— Arquitectura
— Enfermería y sus especialidades
— Docente en enseñanzas oficiales
— Medicina y sus especialidades
— Psicología
— Entrenamiento deportivo
— Farmacia
— Gestión administrativa
— Ingenierías
— Instalación de suministros/energía (fontanería, gas, nuclear, etc.)
— Trabajo Social
— Abogacía
— Terapia ocupacional
— Logopedia
— Fisioterapia

Hay muchas más. La mayoría se encuentran enmarcadas en las profesiones relacionadas con ciencias de la salud o las denominadas profesiones técnicas. Pero, como podemos ver, no es ni de lejos el grueso de las profesiones que nos rodean.

Así que: *no, una profesión no tiene que ser regulada para ser legal. Pero sí debemos cumplir los requisitos legales de cada país para ejercer una profesión regulada en él.*

Prestar servicios en la UE

Por si nos pareciera poco el hecho demostrado antes de que las doulas que cumplimos con los requisitos somos profesionales, y que no precisamos ser profesión regulada para ser legales y ejercer en legalidad nuestra ocupación, un detalle importante que se les pasó por alto a quienes acusaban a las doulas de ser ilegales en España es la normativa de la Unión Europea.

Concretamente me refiero a la Ley sobre el Libre Acceso a las Actividades de Servicios y su Ejercicio (Ley 17/2009, de 23 de noviembre). Esta ley se aplica, según su texto:

«a los servicios que se realizan a cambio de una contraprestación económica y que son ofrecidos o prestados en territorio español por prestadores establecidos en España o en cualquier otro Estado miembro».

Por supuesto que existen excepciones a esta ley, y son precisamente las profesiones reguladas en cada país, entre otras. Ya que la normativa europea no anula las de cada uno de los países miembros de la UE en este sentido.

A los efectos de esta Ley se entenderá por:

1. *«Servicio»: cualquier actividad económica por cuenta propia, prestada normalmente a cambio de una remuneración, contemplada en el artículo 50 del Tratado de la Comunidad Europea.*
2. *«Prestador»: cualquier persona física con la nacionalidad de cualquier Estado miembro, o residente legal en España, o cualquier persona jurídica o entidad constituida de conformidad con la legislación de un Estado miembro, cuya sede social o centro de actividad principal se encuentre dentro de la Unión Europea, que ofrezca o preste un servicio.*
3. *«Destinatario»: cualquier persona física o jurídica que utilice o desee utilizar un servicio.*

Esto significa que, como prestadoras de servicios no excluidos en la citada ley, las doulas en España no somos en absoluto ilegales, sino que formamos parte de la libre prestación de servicios profesionales dentro de la Unión Europea a destinatarios que así lo decidan, siempre que cumplamos las obligaciones legales y respetemos los límites de aquellas profesiones que sí están reguladas, no asumiendo sus funciones.

En definitiva, repito: simplemente no estamos reguladas, pues no existe formación oficial ni nuestras tareas están delimitadas por una definición legal propia de nuestra labor, sino por los límites del propio acto de acompañar, que veremos más adelante. Y también lo están por el respeto a las competencias de otros profesionales con los que en ocasiones coincidimos:

— Matronas
— Ginecólogos
— Psicólogos
— Enfermeras
— Educadores
— Pediatras
— Profesionales sanitarios en general.

Todos ellos sí tienen formación oficial, organismo de colegiatura y definición y concreción de tareas y atribuciones delimitadas por ley en nuestro país. Lamentablemente, en muchos casos se solapan funciones entre estos profesionales en el día a día debido, en no pocas ocasiones, al desconocimiento general de las que corresponden al resto. Las doulas debemos contemplar esto en nuestra formación de modo claro para que jamás la línea que nos separa de otras profesiones sea cruzada, y los usuarios deberían recibir información adecuada sobre las funciones de cada profesional con el fin de evitar la confusión a la hora de buscar el que precisen en cada caso.

Formación reglada vs. formación no reglada

Siguiendo con las dudas más frecuentes sobre la validez o legalidad de las doulas, llegamos a otro argumento que se sostiene contra el colectivo, de nuevo desde el desconocimiento de la realidad de los términos: *las doulas no tienen formación.*

Para comenzar, es importante recordar, como indicamos antes, que no es necesario tener formación para prestar servicios que no estén regulados. Sin embargo, sí lo es para poder ser profesionales, según la definición de esta palabra.

Y claro que muchas doulas son profesionales porque cumplen con este requisito.

Pero ¿tener formación es siempre sinónimo de que la misma sea oficial? La respuesta es no.

Las formaciones regladas u oficiales se definen como el conjunto de enseñanzas que se encuentran dentro del Sistema Educativo Español que se imparten en centros públicos o privados de enseñanza, colegios e institutos, universidades, academias oficiales de formación, etc. Se trata de enseñanzas que dan la posibilidad de acceder a una titulación oficial.

Por otra parte, las formaciones profesionales no regladas son las que no están incluidas dentro de la oferta formativa del Ministerio de Educación, pero sí están especialmente orientadas a adquirir competencias y conocimientos profesionales para la inserción y desarrollo de la persona en el mercado laboral. Y son ofrecidas por centros educativos privados que, dependiendo del nivel y temario de las mismas, pueden ser también universidades privadas, siendo su título válido a nivel curricular, pero no oficial.

Por otra parte, también empresas pueden ofrecer formación a sus trabajadores en diversas áreas, y las personas en general podemos hacer cursos de diversos tipos, algunos orientados al desarrollo profesional. Y es en este último apartado donde quizá más encajan los cursos de doulas.

Se trata de formaciones evidentemente no oficiales, pero enfocadas a la construcción de la doula profesional que cada persona interesada en ello quiere ser.

Frente a la diversidad de contenidos en los temarios y duraciones existentes, la Asociación Española de Doulas, en su afán por trabajar en pro de la profesionalización real, creó en 2018 un resumen de recomendaciones a tener en cuenta a la hora de buscar formación para ejercer como doula en nuestro país. Las recomendaciones se basan en aspectos tan fundamentales como los límites legales de la actuación de la doula, los límites éticos que en la teoría sostienen todos los códigos éticos de las asociaciones de doulas de España y la realidad de la evolución constante de la maternidad.

Fruto de ello, las recomendaciones mínimas para este tipo de cursos recogen, entre otras, cuestiones como:
— Duración mínima de 6 meses.
— Formación ofrecida por doulas formadas y profesionales.
— Ausencia de terapias y tratamientos de cualquier tipo dentro del temario.

— Evitar clases pregrabadas en las que no sea posible la interacción.
— Obligatoriedad de incluir en los temarios las diversas etapas y caminos de la maternidad actuales.
— Obligatoriedad de incluir en el temario las bases legales y teóricas de las doulas en nuestro país.
— Realización de la formación en el país en el que se ejercerá.

Todo ello en un listado de recomendaciones que nos enfoca hacia el reciclaje constante de las doulas profesionales y la formación especializada de las mismas.

— *Llamaba para preguntar por formación para doulas.*
— *Claro. ¿Qué necesitas saber? ¿En qué te ayudo?*
— *Es que me quiero matricular en una formación, pero pensaba en algo de 3 meses. Porque un año es mucho tiempo. Pero veo que lo que busco es muy diferente a lo que recomienda la AED.*
— *¿En qué crees que es diferente?*
— *Es que las que recomienda la AED incluyen cosas como duelo, y yo solo veo 1 hora de ese tema… Me dijeron en alguna formación que había que hacer otra para especializarse.*
— *Ajá.*
— *Y en los temarios que recomienda la AED no veo remedios para las mujeres ni formación para asesorar en lactancia, o información para aconsejar a las madres.*
— *Ya…*
— *Y no tengo claro si es que yo creo que la doula hace algo diferente, o es que son especializaciones luego.*
— *¿Has leído los códigos éticos de las asociaciones de doulas de España?*
— *Sí.*
— *¿Con qué formación encajan?*
— *Con las que recomienda la AED.*
— *Viendo eso, ya es tu elección. Porque la información la tienes en tu mano.*

Cotización en la seguridad social de las doulas

¿Alguien duda de si un diseñador 3D es legal o ilegal solo por la actividad a la que se dedica? ¿Quizá alguien piensa que un *community manager* es ilegal por el mero hecho de no tener un epígrafe concreto dentro del listado de la seguridad social? ¿Nos hemos preguntado si todas las profesiones que ejercen todos los trabajadores de nuestro país tienen un epígrafe definido y exacto dentro del sistema? La respuesta a las tres preguntas es NO.

Para comenzar, vamos a aclarar que el epígrafe de la Seguridad Social es el código asociado a la actividad laboral de cada trabajador, y en base a ese código es como se calcula el porcentaje de cotización de cada uno de esos trabajadores.

Los epígrafes se dividen en 3 grandes grupos:

— actividades empresariales
— actividades artísticas
— actividades profesionales.

Cuando un trabajador se da de alta, se elige para él o ella el código más aproximado a la actividad ejercida, dentro de los existentes en el listado oficial. Con ello y los grupos de cotización de cada puesto se calcula tanto la cotización al sistema de seguridad social como la tributación de impuestos, ya que hay epígrafes en los que se engloban profesiones que están exentas de tributación de IVA, por ejemplo, y otras no.

Entonces, ¿cuál es el problema con las doulas? La respuesta es: ninguno. Las doulas son prestadoras de servicios que se dan de alta como cualquier otro trabajador y abonan sus cuotas a la seguridad social en el caso de ser autónomas como cualquier otro. Y se nos aplica IVA, claro, porque nuestros servicios no entran en las profesiones exentas de aplicar este impuesto en nuestro país.

¿Existe un epígrafe específico con el nombre *doula*? No, pero tampoco hay uno específico para los *community managers*, siguiendo con uno de los ejemplos indicados arriba. Ni los *community managers* tienen una formación oficial con título específico, ni disponen de un órgano de colegiatura, por ejemplo.

Así que si afirmamos que las doulas no son legales porque no tienen un epígrafe concreto, deberíamos sostener lo mismo respecto a muchas de las profesiones surgidas en los últimos 20 años, ya que no hay epígrafe específico para ellas.

Daremos por hecho, entonces, que las profesiones no detalladas específicamente en los epígrafes actuales sí están formadas por personas que abonan sus cotizaciones y sus impuestos correspondientes, sean doulas o cualquier otro tipo de profesional. Salvo que queramos acusar de fraude a una enorme cantidad de personas, claro.

Convenio colectivo y estatuto de los trabajadores

— *Si las doulas fueran legales, tendrían convenio colectivo.*

Esta fue la frase que me espetó una vez alguien a quien ya había demostrado que no todos los profesionales que ofrecen servicios tienen formación oficial, que no todos los trabajadores tenían un epígrafe que definiera a la perfección su puesto pero eso no hacía que no tributaran, y que las profesiones no reguladas no son ilegales *per se*.

Con esa frase sobre el convenio colectivo se inició una conversación un tanto incómoda sobre qué es un convenio colectivo y por qué no todas las profesiones o servicios profesionales tienen uno.

Para comenzar, la mayor parte de las doulas están dadas de alta como autónomas. Y los autónomos no tienen convenio colectivo, como bien es sabido. Así que el hecho de que las doulas no tengamos convenio colectivo es absolutamente normal y coherente.

Por una parte, la de doula es una profesión minoritaria, tanto que ni muchos de los que opinan sobre ella parecen conocerla realmente. Y por otra, la mayor parte de las doulas profesionales son autónomas.

Os voy a contar una historia.

Seguro que todos los que me leéis habéis llamado a algún servicio telefónico, bien sea un soporte técnico, un canal comercial o cualquier otro tipo de servicio de atención telefónica. Pero ¿sabéis que el suyo es un convenio cuya primera versión se publicó en el BOE en 1999? Es decir, que durante años los trabajadores que nos atendían en esos servicios estaban mal clasificados y con una enorme diversidad de derechos y funciones dependiendo de la empresa en la que trabajaran. Y eso no les hacía ilegales tampoco.

Fue con el auge de los denominados *contact centers* o plataformas de *telemarketing* cuando, dado el número de empresas dedicadas a este sector y el número de trabajadores creciente que prestaban servicio en dichas empresas, se creó el I Convenio del Sector de *Telemarketing* para unificar derechos y deberes de los trabajadores que prestaban estos servicios. De este modo, las empresas sí debían adherirse a este convenio que tenía en cuenta la estructura de las propias empresas y los requisitos técnicos, formativos y de todo tipo de sus trabajadores.

¿Cuántas empresas de servicios de doulas conocéis? ¿Cuántas doulas tienen en nómina? Seguramente la cifra es ridículamente baja, tanto que muy posiblemente no lleguen juntas todas ellas a requerir de representación sindical según la ley. Así que es evidente que no tiene sentido que las doulas deban tener convenio colectivo.

Por cierto, de nuevo diré que los *community managers* tampoco tienen convenio colectivo.

Requisitos legales a cumplir por parte de las doulas

Con todo lo anterior, ¿qué requisitos ha de cumplir una doula para trabajar de modo legal en nuestro país? La respuesta es: lo mismo que cualquier otro prestador de servicios.

Es cierto que cuando una doula se va a dar de alta, por ejemplo como autónoma, debido a la escasez de información suele tener ciertos momentos bastante peculiares en el proceso. Creo que siempre recordaré cuando me di de alta como autónoma.

— *Te falta indicar el epígrafe.*
— *Es que no sé cuál aplicar. Ninguno encaja con lo que hago en realidad. Quizá me puedas ayudar.*
— *Claro, dime qué haces. Que, aunque no sea exacto, algo encontraremos.*
— *Soy doula.*
— *¿Que eres qué? ¿Qué haces?*
— *Ofrezco acompañamiento emocional en la maternidad.*
— *Uy, entonces es un cuidado de la salud. Te podemos poner dentro de los sanitarios.*
— *No, no ofrezco servicios sanitarios. No tengo formación en eso ni es mi función.*
— *Entonces...*

En ese momento la persona que me atendía llamó a dos compañeras para que le ayudaran a buscar. Pero no se ponían de acuerdo, aunque se generó una conversación muy interesante sobre lo mucho que les hubiera gustado tener a alguien así a su lado en sus embarazos.

— *Cuidado no es, enseñanza tampoco... Yo creo que te tienes que ir a Otros profesionales/Otros servicios profesionales.*

— *Eso me parecía, porque no me encontraba en ninguno.*

— *Listo. Nos pasa mucho, y es normal que pase con esto que se conoce tan poco. Pero te voy a poner al lado «doula». Porque esto se tiene que conocer mucho más. Y me tienes que dar tu teléfono.*

Unos meses más tarde, una sobrina de esta mujer se quedó embarazada y me llamó para tener un par de encuentros durante su embarazo. Ella me recomendó a más amigas.

Desde entonces hay más doulas que tienen su epígrafe genérico con la anotación de «doula», algo que hace cierta ilusión en medio de todos estos comentarios basados en la falta de conocimiento o en inexactitudes. Sé que a nivel práctico no sirve de nada, pero ahí lo tenemos algunas compañeras, como algo que nos acerca un poco más a la normalización dentro del sistema.

Con todo lo que os he ido contando os preguntaréis: «Entonces, ¿cómo pueden no ser legales las doulas?». Sencillo, no cumpliendo la ley, como el resto de autónomos o trabajadores del mundo.

Las doulas, como el resto de trabajadores, debemos:

1. Cumplir los límites legales a nivel de actividades profesionales marcados en nuestro país, no incurriendo así en el intrusismo en otras profesiones reguladas.

2. Cumplir las obligaciones tributarias pertinentes, como cualquier otro prestador de servicios adscrito al régimen autónomo o trabajador del régimen general.

3. Darse de alta en régimen de autónomos según criterios legales aplicables en cada caso y abonar las cuotas correspondientes al régimen de la Seguridad Social.

4. En caso de ser trabajadores por cuenta ajena, cumplir con las funciones, horarios y obligaciones en general reflejados en el correspondiente contrato de trabajo.

Como veis, si pensáis en personas a vuestro alrededor que trabajan en diversos sectores, es muy posible que, como nos sucede a nosotras, no tengan ni un epígrafe propio, un código de cotización, un convenio colectivo que les refleje correctamente o una formación reglada, pero seguramente todas estas personas están dadas de alta, trabajando legalmente y cumpliendo sus obligaciones.

Y si no es así, no es por su tipo de profesión, sino por la decisión personal de cada una de ellas. Quien decide trabajar en negro o en B no es doula, es ilegal. Sin más.

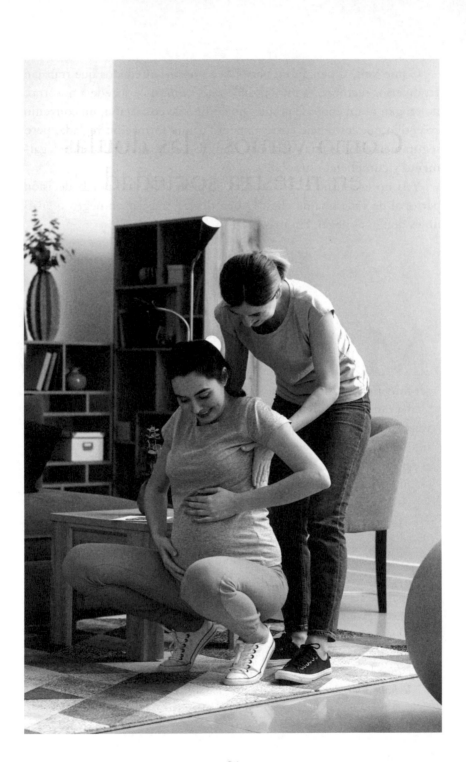

5
Cómo vemos a las doulas en nuestra sociedad

M e tumbo en la camilla de la consulta y la matrona me pide que me deslice más hacia el borde para tener mejor visión. La citología es un proceso rutinario, pero puede ser muy molesto si no colaboramos ambas partes.

La camilla está junto a la ventana, desde la que la única vista es un impresionante océano que ayuda a estar más relajada. Y la matrona intenta hacerme más agradable el momento dándome conversación:

— *¿A qué te dedicas?*

— *Soy doula, educadora infantil y asesora de porteo.*

— *Ah, eres doula. Sois las que decoráis las habitaciones para el parto y dais masajes y tés a las mujeres para que estén bien, ¿no?*

No puedo evitar incorporarme de la camilla al escuchar eso, y la matrona toca mi vientre levemente para recordarme que he de tumbarme relajada.

— *No, para nada. Yo no decoro nada... tengo sin acabar la decoración de mi casa, ¡imagínate!*

— *Pues es que la única doula con la que yo he coincidido en un parto estuvo las horas de la primera dilatación decorando con telas y cojines la habitación de la mujer y dándole masajes e infusiones. Entonces, ¿no preparáis las habitaciones para el parto y esas cosas?*

— No. La verdad es que no. Y tampoco damos masajes.

— Ya está. Te puedes levantar. Tenemos que hablar un día para que sepa lo que hacéis de verdad.

— Cuando quieras, pero sin espéculo.

Me visto y salgo de la consulta con una despedida cordial. ¿Quizá no era el momento de hacer una broma? Sí, creo que puedo hacer una broma. En absoluto su intención ha sido cuestionar ni ofender. Ha hablado de lo que conocía y ha mostrado interés por saber más. Tenemos mucho trabajo que hacer en cómo mostramos lo que somos las doulas y en cómo lo comunicamos. Porque yo soy doula, no decoradora. Y esta persona tenía una imagen incorrecta a causa de una mala comunicación de la cual ella no es responsable en absoluto.

Por si os genera curiosidad, la matrona vino un tiempo después a mi centro a un taller y despejó las dudas que tenía sobre lo que hacía esta doula que os escribe.

Me ven, luego soy

Vivimos en la sociedad de la imagen, entre redes sociales basadas en imágenes visuales y comentarios de millones de personas que no se conocen entre sí ni a quien comentan, pero que se sienten con la libertad de hacerlo con más o menos acierto, construyendo así también su propia imagen y la de aquellos de quienes hablan.

Los antiguos corrillos de vecinos y charlas de bar en las que se arreglaban el país y las vidas ajenas se han trasladado a las redes sociales y la red de redes. Y así es como hemos generado una sociedad alternativa, en la que las personas y colectivos tienen una imagen virtual que cultivan día a día y que es lo que el resto de esa sociedad *online* entiende como real, lo sea o no.

Esto significa que, a día de hoy, más que nunca, conocer la imagen que se da al gran público de uno mismo a nivel personal y/o profesional es fundamental. Porque si la imagen ofrecida es incorrecta, será ese modo distorsionado el que marcará la forma en la que te identifiquen y el que entenderán por tu realidad.

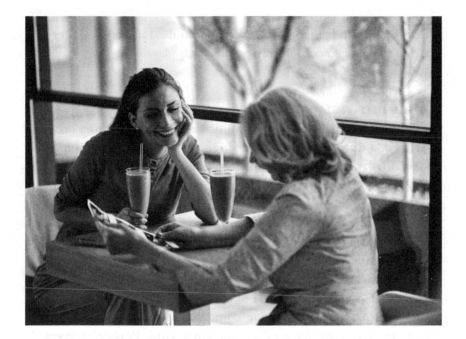

No es un asunto sencillo este de la imagen que proyectamos, ya que en él entra no solo lo que decimos, sino cómo lo decimos, cuándo y con qué objetivo. Pero también una parte que podemos controlar mucho menos y tiene un componente muy subjetivo: cómo es recibido y lo que provoca en quien lo recibe.

En este sentido, hay muchos experimentos sobre comunicación que tratan cuestiones como los prejuicios de la persona que escucha o lee algo, y que pueden ser activados por el tipo de lenguaje, el tono de voz, el aspecto de quien habla, la identidad sexual de la persona que emite el mensaje o el entorno en el que se produce la comunicación, por ejemplo. Todo ello mezclado con la educación, estado emocional, nivel sociocultural, prejuicios, experiencia vital y muchas cuestiones más propias del receptor del mensaje que se lanza.

Como vivimos en un mundo muy digitalizado, esta imagen es fundamental tanto para contribuir a crear lo que se verá del colectivo de las doulas como para que las propias doulas puedan sentirse integradas en el grupo de doulas profesionales. El cómo nos ven es, en definitiva, el cómo somos para los demás. Y por eso yo siempre pregunto a quienes me rodean o me llaman para pedir una doula qué creen que es una doula, qué conocen de nosotras.

Cómo nos ven

Hace unos años la Asociación Española de Doulas lanzó una encuesta abierta en la que pretendía recoger la imagen que el público en general tenía de las doulas y hacer un trabajo de autocrítica para mejorar la forma de comunicar y ser más claras, contribuyendo así a que las confusiones sobre las doulas disminuyeran.

En la primera versión de la encuesta se incluían algunas preguntas de filtro respecto al público que la rellenaba. Es decir, había que saber cuántas de esas personas conocían a una doula y cuáles de entre las que las conocían habían tenido una personalmente. Porque necesitábamos saber si el conocimiento se basaba en lo que se había leído en prensa o redes, lo que les habían comentado, lo que habían observado en alguien conocido o lo que habían vivido. Porque, a veces, la confusión arrastra a más y más confusión, creando historias que nos pueden parecer increíbles... y en ocasiones lo son, pero en otras son fruto de personas que se identifican de modo incorrecto con una palabra para definirse, sin saber que realmente no significa lo que creen.

Es decir, que necesitábamos saber si realmente había personas que se denominaban doulas y que realmente ofrecían cosas diferentes a lo que en realidad es el acompañamiento.

Filtrada esta parte, y quedándonos en este momento con quienes sí habían contado con una doula, se preguntaba también si se trataba de una doula formada. Es decir, ¿alguien que se ha formado como doula estaba utilizando el nombre doula para realizar otras tareas que no nos corresponden? ¿O tal vez hay personas que no están formadas para ser doulas, pero se ofrecen como tal sin tener una base de conocimiento real de lo que implica de verdad? Los resultados nos mostraron un porcentaje tremendamente bajo de personas que habían tenido una doula y habían recibido servicios no correspondientes a la función real de la doula.

Eso significaba que el colectivo, en su inmensa mayoría, según la percepción de los clientes a quienes han acompañado al menos, no está trabajando fuera de los límites de la doula.

Y eso nos alegró mucho. Pero nos quedaba la otra parte: quienes opinaban pero no habían tenido una doula ni conocido a una en profundidad.

¿Qué sucedía con estas personas que opinaban sobre las doulas sin conocer realmente a una o haber accedido a sus servicios? ¿Qué imagen tenían de las doulas? Porque esas personas son realmente las más abundantes en nuestra sociedad. Y ¿qué sucede con esa minoría que sí conoce a doulas, pero tiene una imagen equivocada de lo que hacemos?

En algo estamos fallando, algo tenemos que mejorar, o al menos alcanzar a entender respecto a las conclusiones de esta encuesta.

Como soy una de esas personas que prefiere tomarse las cosas con humor, vamos a ir desgranando alguno de los estereotipos que se reflejan sobre las doulas en nuestra sociedad y nada tienen que ver con la realidad del acompañamiento de la doula.

La doula sanitaria frustrada

Existe una parte de las personas que opinan sobre las doulas en nuestro país que se imaginan que somos enfermeras o matronas frustradas o que hemos elegido el camino «sencillo» para ejercer como tales sin pasar por la formación y prácticas que corresponden a esos profesionales. Y no deja de tener cierta gracia porque, en realidad, dentro de las doulas hay muchísimas enfermeras y matronas tituladas que ejercen sus funciones sanitarias cuando corresponde y las separan de sus funciones como doulas.

La doula no tiene vocación sanitaria, no tiene como objetivo preservar la salud de madre y bebé. Tiene como objetivo acompañar. Y en ese acto no está implícito en modo alguno ser una proveedora de cuidados para la salud o facilitadora de información para la prevención.

Me imagino que esas personas que entienden que las doulas son profesionales de menor valor que las enfermeras considerarán que un mecánico en automoción es menos valioso que un ingeniero, por ejemplo. Sin duda, no vemos el mundo igual. Para mí cada persona es valiosa y cada servicio y profesional también, porque entre todos formamos una cadena que hace que el mundo se mueva y las personas se sientan atendidas y tengan lo que precisan a mano.

— *Mi bebé tiene estas manchas en la piel. ¿Crees que será grave?*

— *No soy pediatra, no te puedo responder.*

— *Pero eres doula.*

— *Eso es, y por eso mi función es decirte que esto deben verlo en pediatría para derivarlo si lo consideran o tratarlo en su caso.*

— *¿Entonces las doulas no revisáis a los bebés?*

— *No tenemos la capacidad, ni es nuestra competencia.*

— *¿Entonces cómo sé que mi bebé está bien?*

— *¿Has pedido cita en pediatría o le han visto en la consulta de matrona?*

— *No. ¿Crees que debo hacerlo?*

— *Si te preocupan esas manchas, sin duda. Y así te quedas tranquila porque le verá quien de verdad sabe, que es lo que seguro que deseas.*

— *Claro, eso sí. Voy a pedir cita y te cuento.*

— *Estupendo, si es lo que quieres.*

Había una canción que cantaba mi madre cuando era pequeña y que en parte de la letra decía «yo no soy bonita, ni lo quiero ser». Yo me imagino a esas doulas que algunas personas dicen que diagnostican y tratan, y las visualizo deseando que alguien les llegue con una consulta sobre la salud para sentirse útiles y calmar su frustración por no estar cuidando la salud de los demás. Tal vez con el bolso lleno de fármacos, vendas, tiritas... Pensando para sus adentros: *«Ay... a ver si se cae alguien y así puedo mostrar mis dotes para la curación. Una brecha sería maravillosa, cómo me apetece atender una. ¡Sería tan hermoso!».*

Bastante absurdo y rozando la enfermedad mental, ¿verdad? Eso mismo creo yo.

No, cuando alguien ofrece un servicio que es complementario de otro o requiere una formación no oficial no proviene de no haber podido llegar a más o estudiar más. Y menos si el servicio que ofrece tiene una base vocacional, como es el caso de las doulas.

Ni el frutero es un nutricionista frustrado, ni la enfermera es una cirujana frustrada, ni el conductor del autobús es ingeniero de automoción frustrado, ni la comercial inmobiliaria es una arquitecto frustrada, ni la presidenta del AMPA del colegio de mis hijos es una presidenta del

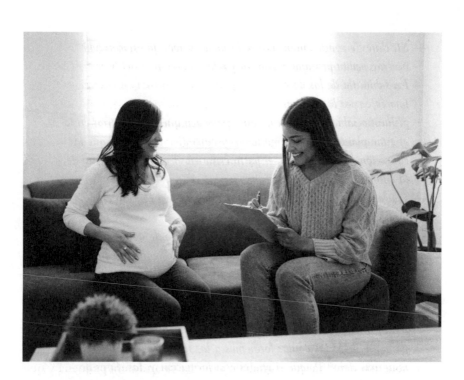

Gobierno frustrada. La vida no funciona así de forma general. Y claro que hay personas frustradas con su trabajo, pero muchas otras somos felices con los nuestros.

La doula educadora

Recuerdo que hace años me escribieron para ofrecerme un curso para aprender a dar clases de preparación al parto y la conversación fue muy clarificadora de la imagen que esa persona tenía de lo que hacemos las doulas.

— *Te llamo para ofrecerte a ti y a tus compañeras de equipo una formación imprescindible para las doulas.*

— *Estupendo. Nos encantan las formaciones. ¿De qué se trata?*

— *Es la mejor formación que encontraréis para poder ofrecer preparación al parto a las madres que acompañáis, porque sabemos que es una de vuestras tareas fundamentales.*

— *¿Perdón? Creo que te equivocas. Nosotras somos doulas.*

— *Sí, claro. Y como doulas dais a las madres toda la información*
necesaria para prepararse para su parto y la crianza del bebé.
La sabiduría de las doulas es muy amplia, y es una enseñanza
increíble para las madres.

— *¿Nuestra sabiduría? Discúlpame, pero creo que hay un error en lo*
que me planteas. Quizá no te estoy entendiendo. ¿Crees que la
educación prenatal y para el parto entra en el acompañamiento de
la doula?

— *Claro. Como en Estados Unidos y otros países. Por eso esta*
formación es tan importante para vosotras.

— *Perdóname de nuevo, pero creo que el concepto de doula que*
manejas no está ajustado a nuestro país. En España la educación
para la salud no es función de la doula, y la preparación al parto es
labor de la matrona según el BOE.

— *No tenía ni idea.*

— *Claro, me lo imagino. Porque si no, no ofrecerías esta formación*
para que luego las doulas formemos a las madres. ¿Tú eres
matrona, claro? Porque si ofreces esta formación y das clases de
preparación al parto, entiendo que lo eres.

— *No, soy psicóloga. Pero he investigado mucho sobre la fisiología y*
la salud del parto y los protocolos.

— *Silencio por mi parte.*

Gran parte de las creencias de la sociedad vienen del desconocimiento de que las profesiones regladas tienen una serie de funciones, un programa formativo concreto y unos límites de acción, entre otras muchas cosas. Y en demasiadas ocasiones se ignora por completo que esas funciones no se las pueden atribuir personas que no pertenezcan a esa profesión.

De nuevo en mi loca imaginación aparece esa doula que se supone que adoctrina y enseña a las madres y familias a serlo. Y me la imagino en sus deseos más profundos al entrar en una casa: «*Por favor, que me pregunten sobre las contracciones. Que me lo leí anoche de nuevo en un artículo científico con un enfoque muy interesante y así verán cuánto se*».

Me recuerda un poco a cuando te aprendías de maravilla un tema y estabas deseando que ese día en el cole te preguntaran para lucirte delante de todos. ¡Qué tiempos! Solo que yo al menos ya los dejé atrás hace mucho, mucho tiempo.

Claro que las doulas tenemos mucha información sobre muchas cuestiones por nuestra formación, nuestro recorrido profesional y personal y nuestro afán de reciclaje constante (reflejado como compromiso en los códigos éticos de las asociaciones y equipos de doulas de nuestro país), pero no formamos a las familias y mujeres. Les damos los recursos informativos que nos piden, y les remitimos a los profesionales que pueden darles dichas informaciones con la mejor base formativa profesional.

Así que no... la doula tampoco es una educadora frustrada.

La doula salvadora

Vivimos en una sociedad en la que nos hemos acostumbrado a que los sistemas creados atiendan de modo directo nuestras necesidades y nos indiquen lo que está bien y lo que no. El pensamiento crítico es algo en vías de extinción, por desgracia.

De hecho, cuando tienes un pensamiento diferente al de la mayoría suele costar que seas respetado. O incluso cuando simplemente te cuestionas lo que sucede o lo que se te traslada como correcto, cuando haces preguntas.

Desde la propia sociedad nos hemos acomodado a que el sistema sanitario tome nuestras decisiones de salud y hay quien se sorprende muchísimo cuando un usuario decide preguntar y plantear opciones diferentes a los profesionales sanitarios que le atienden, por ejemplo. O cuando un usuario conoce sus derechos y los plantea en alguna situación.

Lo mismo sucede con el sistema educativo, llegando incluso a plantearse conflictos importantes entre los centros educativos y las familias que encuentran cosas que se pueden mejorar o cambiar para beneficiar al colectivo de alumnos o a alguna parte del mismo.

Y es que ni siquiera nos cuestionamos en demasiadas ocasiones si lo que hay en la estantería del supermercado es lo mejor para nuestra salud. Así que ya ni digamos cosas que requieren más investigación y tiempo.

De este modo, a las doulas, con demasiada frecuencia nos llegan mujeres o familias que esperan de nosotras ese mismo funcionamiento.

El que nosotras seamos quienes salvemos su maternidad o su crianza. Y nosotras no podemos salvar nada ni a nadie con nuestros acompañamientos, ni tampoco es nuestra función.

— *Te llamo porque busco una doula.*

— *¿Qué es lo que buscas en la doula? ¿Qué esperas de nosotras?*

— *Es que he tenido muchos problemas para quedarme embarazada y he perdido dos bebés.*

— *¿Y quieres tener acompañamiento de doula en esta etapa?*

— *Sí, estoy intentando quedarme embarazada y quiero que este embarazo salga bien.*

— *Lo comprendo.*

— *Y he leído que con una doula la maternidad se beneficia mucho. Así que creo que lo que necesito para que esta vez llegue mi bebé es una doula.*

— *Me temo que no somos el remedio a nada en la vida… nosotras acompañamos, pero no podemos controlar lo que sucede en tu embarazo.*

Humanamente es difícil decirle a alguien que no puedes ser su salvavidas en la maternidad y no podrás solucionar lo que surja, pero es un acto de honestidad.

Y es que las doulas no somos el remedio del mundo. Si lo fuéramos, aplicaríamos ese remedio a nuestras propias vidas.

La doula mujer orquesta

Con demasiada frecuencia veo presentaciones de doulas que mezclan muchos temas que tienen poca conexión con lo que hace la doula. Y no porque formen parte de su experiencia vital, formativa y curricular, sino porque parecen engrandecer lo que hacen como doulas.

Las ofertas de acompañamientos a veces van con añadidos como asesoría de lactancia, de porteo, de crianza, masajes, terapias… Y eso no es en absoluto correcto.

Evidentemente, la doula puede estar formada en muchas otras cosas (yo misma lo estoy), pero si las quiere ofrecer debe ser fuera del acompañamiento. Y esto es algo que ya hemos comentado.

A veces, por una comunicación incorrecta, parece que todo está mezclado, y el acompañamiento queda oculto tras una larga lista de cosas que «hacer», y que no son realmente acompañar. Otras veces esta imagen distorsionada viene de países en los que esta mezcla de tareas es lo esperado en la doula, como ya hemos comentado cuando hablamos de las doulas en diferentes lugares del mundo.

— *Bea, tú eres doula desde hace más de 10 años. ¿Qué haces en los acompañamientos?*
— *Acompañar como doula que soy.*
— *¿Y qué más?*
— *¿Tengo que hacer algo más? ¿Acompañar es hacer algo más?*
— *No sé, supongo que no…*
— *Por eso no hago nada más. Porque en caso contrario no sería acompañar, sino hacer e intervenir.*

Y es que cuando tu labor es estar para y por otros, estar sin hacer, la cosa se complica para darle valor a ese estar.

Pero de eso hablaremos más adelante.

La doula asesora de vida

Decíamos antes que en nuestra sociedad estamos muy acostumbrados a que alguna parte del sistema nos indique las normas, los límites, lo que es correcto y lo que es bueno para nosotros.

Algunos ejemplos claros y comunes en el día a día son:

— Que demasiado a menudo no conducimos a una velocidad acorde a la vía, el vehículo, nuestra pericia y el sentido común, y la seguridad propia y de los demás porque seamos responsables para hacerlo, sino porque tememos que nos multen si nos pillan a más velocidad.
— Que demasiadas personas no pagan sus impuestos porque entiendan que el sistema público funciona a través de la aportación solidaria y acorde a la situación de cada ciudadano, sino porque temen que los organismos correspondientes actúen en su contra.

— Que las multas muestran que es demasiado común que no entendamos que debemos cuidar la salud de los demás no fumando en espacios cerrados con más personas o poniéndonos mascarilla en épocas de pandemia como la que hemos vivido con la COVID-19, sino que deben sancionarnos para que lo cumplamos, o amenazarnos con ello.

Y la doula no es quien nos debe decir lo que debemos hacer o cómo. La doula no debe indicarnos cómo gestionar nuestra vida. Si lo hace, ya no es una doula.

Lo que queremos decir vs. lo que otros reciben

Más arriba decíamos que no todo lo que comunicamos depende de nosotros, sino que una parte fundamental recae en quien recibe esta comunicación. Es decir, en la imagen preconcebida que tiene de nosotros o de las personas con las que compartimos identidad sexual, profesión o colectivo en el que nos incluya.

Hay una frase popular que dice que *«No hay mayor sordo que el que no quiere oír»*, y es una enorme verdad. Porque la predisposición a escuchar a otros depende en gran medida de si de verdad queremos escucharles.

Y, ojo, hablo de escuchar y no de oír porque hay un importante matiz que los diferencia.

Yo puedo oír un ruido, o puedo oír que alguien me habla. Pero entender qué ruido es, de dónde puede venir, qué puede implicar… es otra cosa.

Escuchar a alguien es entender lo que nos dice, o al menos encontrarle un sentido, aunque luego deba matizarse continuando la conversación. Es como si oír fuera detectar el sonido de una voz y escuchar fuera conocer el significado de ese sonido, del idioma en el que se nos habla y las palabras que se nos dicen.

De hecho, un profesor de universidad de filosofía que conocí hace mucho tiempo decía que oímos para reaccionar y escuchamos para entender y decidir si hemos de responder y cómo.

Así que la predisposición de quien está al otro lado, recibiendo el mensaje que damos, va a marcar si nos oye o nos escucha y, por tanto, dictará en gran medida si nos entiende o no.

Aun así, también es fundamental el tipo de palabras que utilizamos. Por ejemplo, las doulas deberíamos saber que los términos absolutos jamás deben ser utilizados en maternidad.

— Nunca todos los embarazos son felices.
— Una decisión concreta no hace felices a todas las familias del mundo (tampoco la de tener una doula), así que «esto funciona siempre» no existe.
— Las doulas no somos necesarias en la maternidad, sino una decisión de la maternidad.
— Las doulas no ayudamos ni asistimos, sino que acompañamos y apoyamos.
— Las doulas no defendemos a las mujeres porque no son seres débiles.
— Los partos no se producen «gracias a la doula», sino porque la naturaleza dice que las mujeres dan a luz.

Así que cuando vemos en una comunicación de una doula afirmar que las maternidades siempre o nunca son o necesitan esta u otra cosa, tenemos que pararnos a pensar si esa comunicación está bien planteada, por ejemplo.

Expectativas, realidad y el gran planeta

Las expectativas, otro de los grandes males para que la comunicación se dé correctamente. Viviendo en un mundo tan global y estando en una sociedad en la que la comunicación es tan inmediata de un extremo a otro del mundo, todos tenemos una imagen de algo que corresponde a otros países, a otras culturas. Y que no se ajusta a la nuestra porque, simplemente, es diferente y se rige quizá por otras leyes, normas sociales, cultura...

Así las cosas, las doulas no somos una excepción a estas expectativas, y a nuestro alrededor le afectan tanto a las personas que opinan sobre las doulas, como a las mujeres y familias que buscan una y a las propias doulas, haciendo que nos cuestionemos a nosotras mismas y nuestros límites.

Si una mujer o familia ha visto mil veces en internet anuncios de doulas que hacen preparación al parto, será una de las funciones que esperará que su doula cumpla, y modificar esa visión será complicado si no hacemos una buena comunicación que incluya explicar cuáles son los límites legales de la doula, entre otras cosas, y la diferencia con otros países. Pero eso requerirá que la doula lo conozca a la perfección y lo sepa trasladar al mundo.

Recordáis cuando os hablaba de la importancia de la formación de la doula, ¿verdad? Se va desgranando hasta dónde llega esa importancia, y lo veremos aún más y mejor.

6

En qué se basa
la labor de la doula

M
e va a estallar la cabeza. ¿Dónde me he metido? ¿De
verdad voy a saber hacer esto de acompañar? ¿En serio voy a saber ser doula? Saber ser «solo» doula no sé
si está hecho para mí.

Repito en mi mente palabras como escucha, respeto, comprensión, estar... Y trato de darles sentido, de ponerlas en contexto
buscando su significado dentro de un espacio de oferta de un servicio. ¿Quién querrá a su lado a alguien que no viene a decirle cómo
hacer las cosas ni a solucionarle la vida? ¿Qué hace esa persona entonces? ¿Para qué está al lado? ¿Qué la diferencia de otras personas
que están a nuestro lado?

Sé que todo irá encajando en algún punto, bien sea para decidir que esto es lo que quiero ser, o para darme cuenta de que nada
de todo esto tiene relación con la persona que soy o tiene sentido
alguno.

Pero también sé que luego llegará la segunda parte, casi la más
complicada: cómo explicar lo que soy y lo que hago al resto del
mundo para que les resulte comprensible y puedan decidir si quieren a una doula a su lado.

Creo que necesito madurar todo, darme espacio para investigar
y reflexionar.

Todo en contra

Cuando alguien me llama porque quiere ser doula siempre me siento como una de esas personas que comúnmente llamamos «cenizas», que lo ven todo negro y difícil, y te describen la cantidad de cosas que pueden salir y saldrán mal en el camino que estás tomando. Pero es que, siendo objetiva..., las doulas lo tenemos todo en contra.

Como ya hemos visto, somos un colectivo no regulado, que no tiene estudios oficiales detrás, tampoco una colegiatura, un epígrafe propio en la seguridad social o un convenio colectivo. Tenemos códigos éticos que firmamos en las asociaciones en las que algunas estamos unidas, pero tampoco todas las doulas están asociadas, ni mucho menos.

Y las únicas herramientas de control interno son el diálogo con aquella persona que se ofrezca como doula sin comportarse como tal o estar formada bajo los criterios mínimos recomendados. O instrumentos internos de las asociaciones como el Comité de Buenas Prácticas de la AED, que recoge las quejas de cualquier persona respecto a las doulas socias o no socias, busca información de las dos partes en conflicto, y aporta su criterio respecto al cumplimiento o no de una buena praxis. Pero la AED solo tiene la capacidad de decidir, en su caso, la expulsión de una doula asociada o hacer una recomendación a la doula o la persona afectada por una mala praxis de cualquier doula.

Es decir, que la capacidad para intervenir en estos casos sería limitada, derivando, en el caso de que se diera una situación denunciable, en la denuncia legal o la recomendación de hacerla por parte de la persona o personas afectadas.

Pero, en realidad, ¿qué nos separa en todas estas cuestiones de muchas otras profesiones o personas que prestan servicios? Porque conocemos muchísimos profesionales que prestan servicios no reglados, sin convenio propio ni epígrafe específico, a los que solo nos queda denunciar en caso de ilegalidad en nuestra relación comercial con ellos, ¿verdad?

Entonces... ¿por qué hay a quien las doulas les pueden parecer diferentes a todos esos otros casos de profesionales diversos?

¿Qué nos pone aún más difíciles las cosas a las doulas en nuestra sociedad?

Cobrar sin un diploma con sello

¿Cuántas personas conocemos que trabajan sin tener un diploma oficial que indique que están capacitadas para ejercer esa labor en concreto? ¿Habéis pedido el diploma a la persona que hace el pan que coméis? ¿O a quien os está diseñando la página web?

¿Habéis visto el diploma del personal de limpieza y desinfección de vuestro centro de salud? Junto con la factura del taller mecánico, ¿os han mostrado el diploma de los profesionales en mecánica que han arreglado los frenos de vuestro coche? La respuesta seguramente es que no.

Y es que hay muchísimas profesiones no regladas con las que nos cruzamos cada día. Y, más allá, hay trabajos perfectamente definidos y con convenios y epígrafes propios que se supone que podemos hacer sin formación específica incluso. Pero a nadie le llama la atención ni se cuestiona abonar su tarifa en el taxi, el autobús, a la persona que limpia en su casa, o ni se plantea que el personal administrativo, telefónico o de recepción de un edificio deba cobrar por su trabajo, tenga o no titulación oficial específica en aquella labor que desempeña. Tampoco nadie se pregunta si los auxiliares de servicios cobrarán o no. Es su trabajo, su energía y su tiempo. Así que cobran.

De hecho, todas estas profesiones tienen convenios colectivos en los que se especifican cuestiones como los horarios, vacaciones, retribución, derechos y obligaciones como trabajadores. Pero en esos convenios no aparece cuando están cometiendo una mala praxis, sino que esto está marcado por el código interno de la empresa en la que trabajan o, en caso de que este no exista o se trate de trabajadores autónomos, por la legislación vigente.

Es decir, exactamente como en el caso de las doulas en lo referente al control de la calidad y legalidad del trabajo que desarrollan, la tributación y otros aspectos que no tienen que ver con el salario. De hecho, el no tener un convenio y una regulación específicos es, para las doulas, una constante lucha por poder desarrollar el servicio con dignidad, con horarios adecuados y conciliando la vida familiar con la laboral. Más aún si tenemos en cuenta que la demanda de acompañamiento de doula en raras ocasiones permite no tener que combinar otro trabajo que facilite una cierta estabilidad económica. Es decir, que la falta de convenio (debida, entre otras cosas, al bajo número de doulas profesionales) deriva en una clara precariedad para las doulas.

Volviendo al tema de la titulación, como veis, no tener un título específico es muy común y no implica que una profesión o servicio vaya a ser ilegal necesariamente o se vaya a ejercer u ofrecer de forma irregular. Como tampoco lo es no tener un código legal de buena praxis o unos límites específicos de tareas y funciones más allá de los que marca la ley para otras profesiones sí regladas que nos rodean y que la doula tiene la obligación de conocer a la perfección.

Entonces, ¿qué más nos marca a las doulas? Debe ser algo más profundo, o la suma de más cuestiones.

Vamos a seguir buscando factores.

Las profesiones vocacionales

— *Las doulas dicen que son una profesión vocacional. Y eso es*
  mentira. Porque si fueran vocacionales no cobrarían, sino que harían
  eso que hacen de modo gratuito.
— *¿Usted ama su profesión?*
— *Claro, yo siempre he querido hacer lo que hago.*
— *Entonces, ¿su profesión es vocacional?*
— *Sí, claro. Pero le dedico mucho tiempo. Es mi trabajo y cobro por él.*
— *Como yo entonces. Exactamente igual. Amamos nuestra profesión,*
  le dedicamos nuestro tiempo y esfuerzo, nos formamos e invertimos
  dinero y tiempo en ello para ser cada vez mejores, y cobramos
  por ello. Y por eso somos buenas profesionales también: nuestra
  profesión es nuestra vocación.

Cuando vamos a cualquier lugar, recibimos cualquier servicio, nos gusta que la persona que nos lo ofrece sea profesional, implicada y sepa hacer su trabajo. Pero, más allá, se percibe claramente cuando alguien disfruta con lo que hace en su día a día. Se nota cuando alguien tiene lo que llamamos *vocación*.

A Confucio se le atribuye una frase que personalmente es una máxima en mi vida y repito a mis hijos: «Elige un trabajo que te guste y no tendrás que trabajar ni un día de tu vida».

Y es que estamos en una sociedad en la que vivir de lo que te apasiona es casi un lujo, al mismo nivel prácticamente que lo es vivir de aquello que has estudiado por vocación.

Así, tenemos administrativos que son docentes de formación, decoradores que son arquitectos de formación, barrenderos que son administrativos de formación, operarios que son psicólogos de formación, y un largo etcétera de ejemplos que podría poner y que creo que cada uno de los que leéis esto podéis aumentar hasta el infinito.

Y todas esas personas posiblemente tenían una vocación que no pudieron convertir en su modo de vida. De hecho, la famosa «fuga de talentos» que ha sufrido y sufre nuestro país nos ofrece una clara visión de cuántas personas no pueden desarrollar su vocación y formación sin renunciar a cosas tan importantes como vivir en su entorno social y familiar de origen. Se ven obligados a elegir entre su vocación y su vida como la conocen.

Entonces, ¿a esas personas que tienen vocación no habría que pagarles su trabajo por el mero hecho de ser este su pasión y amarlo? Evidentemente a nadie en sus cabales se le ocurre decir que a las personas que sienten vocación por su labor no se les debe pagar por el desempeño de la misma.

La vocación es un plus en la profesión o servicio que desarrollas, no es algo que te descarte como profesional que quiere vivir de esa vocación. ¿Estamos de acuerdo? Seguro que sí.

Ahora os voy a contar algo que digo a todas las mujeres que me plantean que quieren ser doulas: *una doula puede ser mejor o peor con una formación u otra de las existentes. Pero sin vocación real jamás será doula de verdad.*

Porque es imposible ser una doula profesional y ejercer correctamente como tal sin vocación. Cada acompañamiento implica llevarnos a casa tras la visita horas de reflexión y emociones de lo que hemos escuchado y vivido, cada acompañamiento de embarazo puede ser una media de 6 meses en los que estamos pendientes de cada circunstancia que sucede, cada cambio en la situación o en cómo la vive la mujer o familia, cada momento en el que necesitamos indicar que lo que nos plantean excede nuestras funciones y hemos de derivar al profesional indicado... De cada visita de 2 horas, el trabajo de preparación y post visita supone el doble de horas habitualmente. Horas que no se ven y no se cobran. Y manteniéndonos en todo momento como acompañantes, alejándonos de los consejos, asesoramiento, intervención activa… Estar sin intervenir, creedme, es tremendamente difícil. Lo veremos más adelante. Así que la doula que no tiene vocación real de acompañar, es imposible que pueda cumplir su labor, como sucede con muchas otras profesiones o prestadores de servicios.

Así que tampoco por tener vocación las doulas somos diferentes a otras profesiones o personas que prestan servicios.

Las profesiones de cuidado o atención

He escuchado tantas veces frases como: *la chica que cuida a los niños, la chica de la guarde* o *la señora que cuida a mi padre*, que, si me dieran una cantidad, aunque fuera pequeña, por cada una de esas frases, tendría un millón de euros. Seguro que las has escuchado o incluso pronunciado alguna vez en lugar de decir la niñera, la profesora, la cuidadora, la enfermera, la auxiliar de enfermería…

La cuestión es… ¿a quién nos referimos con frases así? Porque yo las he escuchado hacia tituladas en educación infantil y tituladas en enfermería, entre otras cosas. Es decir, que no se tiene en cuenta la preparación de esas personas (y en no pocas ocasiones se deja de poner en valor) por el mero hecho de ejercer profesiones de cuidado. De igual modo que no se pone en valor los cuidados en el entorno doméstico (aunque de esto hablaremos más tarde).

Los servicios o profesiones de cuidado o atención, a los que de algún modo pertenecemos las doulas, son mayoritariamente femeninos aún a día de hoy. ¿Tendrá eso que ver con esa visión mucho menos importante socialmente de dichas profesionales?

La respuesta es un rotundo sí.

Según la definición de Eurostat, la brecha de género es la diferencia entre el salario bruto por hora de los hombres y el de las mujeres. Y en 2019 la Oficina Estadística de la Unión Europea estimaba el dato en casi un 12 % en nuestro país. Es decir, que la brecha salarial de género es real y medible.

Pero no todo es dinero, sino que también está la imagen social y la importancia que se dé a las profesiones en las que la mayoría de sus

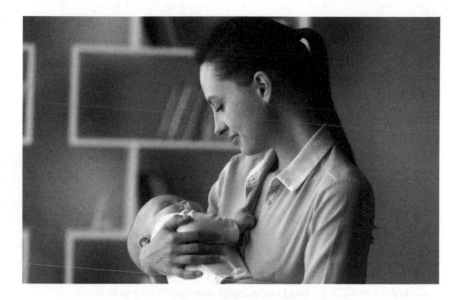

integrantes son mujeres. De hecho, no pocas estudiantes de medicina, derecho u otras carreras que han visto subir el número de alumnas en las aulas año a año en las universidades han recibido comentarios relacionados con su género, capacidades, o el supuesto permiso que se nos ha dado a las mujeres para acceder a esas carreras. Y hablamos de profesiones regladas y con peso y prestigio social; imaginemos las que no cumplen estos requisitos.

Otras profesiones, como la enfermería, las matronas o las terapeutas ocupacionales (todas profesiones regladas, y sanitarias también) en las que la mayor parte de las profesionales son mujeres han tenido que hacer un sobreesfuerzo hasta tener reconocidas sus capacidades y conocimientos. Como ejemplo, las matronas, que son enfermeras con especialización en obstetricia, no vieron reflejada su definición y funciones realmente de un modo claro y efectivo hasta la Orden SAS/1349/2009, de 6 de mayo de 2009. Teniendo en cuenta la antigüedad, importancia social y en la vida de las mujeres, y la preparación formativa de esta profesión reglada, es cuando menos curioso. Es más, aún a día de hoy hay muchas funciones de las matronas que en la práctica diaria no se reconocen, valoran o conocen siquiera.

Y hablamos, repito, de profesiones regladas, en las que se cursa una carrera, unas prácticas, se obtiene un título... Pero ni eso parece ser suficiente para que se reconozca lo que esas profesiones pueden aportar realmente a la sociedad, ya que son mayoritariamente femeninas, parecen complementarias a otras tradicionalmente masculinas, o con menos importancia que las demás profesiones. Imaginemos lo que sucede con una profesión no reglada mayoritariamente femenina.

Ya tenemos varios factores:

— no reglada
— vocacional
— considerada de cuidado o atención
— femenina.

Pero hay más, creedme.

Las profesiones domésticas

— *¿Has visto que ha dejado de trabajar para quedarse con el niño?*

— *Sí, me lo dijo ayer. Que ha pedido una excedencia para criarle en casa el primer año al menos.*

— *Así nos va a las mujeres, si dejamos nuestros trabajos para quedarnos en casa con la pata quebrada nunca tendremos igualdad.*

— *Bueno, el padre de xxxxxx también está en casa criándole con una excedencia porque la mamá cobraba más y así uno de los dos se podía quedar con el peque.*

— *Bueno, bueno... es que la gente no tiene ganas de trabajar. Se cogen unas bajas de maternidad de 4 meses y aún piden más. Ellos tienen hijos, y los demás les pagamos las vacaciones.*

— *A mí no me parecen unas vacaciones. Me parece criar a sus hijos.*

— *Para eso está la guardería, y no tantas vacaciones pagadas por el Estado.*

— *¿A ti te pudo criar tu madre o tu padre? Pues estas familias quieren lo mismo para sus hijos. Las Escuelas Infantiles no están para criar a los hijos. La crianza es cosa de la familia. Y, aunque no lo veamos, es un trabajo de más horas que ninguno. No son unas vacaciones.*

¿Qué sucede con lo que no vemos? Pondré ejemplos concretos.

Seguro que alguna vez habéis oído decir que las amas de casa no trabajan, o que las mujeres que deciden parar su carrera profesional para criar a sus hijos tampoco trabajan, o tal vez habéis escuchado un comentario sobre el teletrabajo referido a que la persona que teletrabaja lo hace para evitar trabajar.

¿A qué pueden deberse este tipo de opiniones sobre la vida supuestamente ociosa de amas de casa, madres o padres que deciden parar la vida laboral para criar a sus hijos, o sobre las personas que teletrabajan?

Y respondo con otra pregunta: ¿hay forma de contabilizar la productividad de las amas de casa o las familias que deciden dedicarse a la crianza? A veces no existe esa forma de contabilizar ni el teletrabajo, así que nos imaginamos con acierto que los otros dos supuestos menos aún pueden ser contabilizados.

Muchos estudios y encuestas han tratado de definir el número de horas de trabajo semanal de un ama de casa o de una madre o padre que cría a sus hijos en casa, y aunque las cifras oscilan, todos coinciden en la misma conclusión: es superior a una jornada laboral de 40 horas semanales. Incluso en un estudio de la profesora de investigación del Consejo Superior de Investigaciones Científicas (CSIC), María Ángeles Durán, y el equipo que dirigió afirman que estos trabajos no remunerados supondrían un 53 % del PIB. Algo que debería hablarnos por sí mismo de la productividad de estas funciones que se desarrollan a diario en millones de hogares.

Con todas las disculpas del mundo hacia todas las personas que leéis estas líneas, me permito hacer otra pregunta: ¿dedicar energía y tiempo a intentar criar a una persona sana, equilibrada y feliz que se desarrolle en nuestra sociedad es ser productivos? Seguro que coincidimos en que lo es.

Queremos que en nuestra sociedad haya personas responsables, con iniciativa, inteligentes, preparadas, equilibradas, pero no reconocemos la importancia de la crianza en los primeros años como base de ese desarrollo que deseamos para las personas que nos rodearán en el futuro a nosotros y nuestros descendientes. Es un poco contradictorio, la verdad.

Pero sigo, porque la atención a los menores no es la única que no reconocemos como productiva: ¿cuidar y proteger la salud y el bienestar de quienes trabajaron y con su esfuerzo físico, mental y económico ayudaron a que tengamos servicios públicos y las infraestructuras que tenemos es ser productivos? Yo creo que también lo es, la verdad. Porque todos queremos apoyo y atención en nuestros momentos de necesidad, pero no reconocer la importancia de quien lo aporta nos lleva a ser incoherentes.

Entonces, ¿por qué esa productividad no se reconoce?

La respuesta es otra pregunta: ¿quién ve ese trabajo? ¿En qué convenio o nómina se ve reflejado? En ninguno, porque es invisible para la sociedad, es doméstico mayoritariamente. Exactamente lo que sucede con las doulas.

Con la diferencia de que las labores domésticas y los cuidados de mayores dependientes y pequeños dentro del entorno familiar son por amor o lealtad. La de la doula con las personas que acompaña es una relación de prestación de servicios. Evidentemente son de naturaleza diferente, aunque coinciden en el hándicap del que hablamos: se producen en el entorno doméstico o privado.

Cobrar en momentos críticos

— *No me parece normal que las doulas cobren cuando acompañan el duelo por la pérdida de un bebé. Debería ser gratuito.*

— *Las funerarias cobran, ¿verdad?*

— *Bueno, pero no es lo mismo.*

— *¿Por qué?*

— *Porque ellos preparan todo para que tú no te tengas que preocupar en ese momento tan difícil. Y en ese momento tampoco cobran nada.*

— *¿Las doulas te acompañan en ese momento tan difícil y te ofrecen su tiempo y energía porque así lo pides?*

— *Sí, claro.*

— *Entonces exactamente igual que la compañía que lleva quizá 30 años cobrando la póliza que has contratado para cuando suceda ese momento tan poco deseado y difícil.*

— *Ya, lo vas pagando por adelantado, claro.*

— Cada servicio tiene su momento y su valor. Y cada uno decidimos cuál es necesario para nosotros en cada momento.

Esta fue la conversación que tuve con una amiga cuando empecé a acompañar a familias en duelo por la muerte de sus bebés antes o después del nacimiento. Y es que cobrar en momentos críticos es un tema controvertido, pero la realidad es que los servicios que se nos ofrecen, el tiempo de las personas que nos los prestan, su esfuerzo, su inversión en materiales o formación para ofrecer estos servicios… Todo tiene un valor. Y ese valor en nuestra sociedad está representado por euros, por dinero. Porque es lo que esas personas utilizarán para abonar transporte, comidas, material, formación y cualquier otra cosa de la que deban disponer para ofrecernos su tiempo, conocimiento y trabajo en general.

Tenía una compañera que hace años decía una frase que yo repito mucho: *el día que me cobren en lechugas en el supermercado o en la gasolinera, yo podré aceptar lechugas a cambio de mi trabajo.* Pero a día de hoy a todos nos cobran dinero y es con lo que nos manejamos en los intercambios de bienes y/o servicios.

Esto me lleva a algo que más arriba hemos mencionado: el reconocimiento del valor del trabajo de cada persona. De lo que sabe y lo que hace.

¿Cómo se valora en una empresa un puesto que exige más responsabilidad? A través de una remuneración más alta, ¿cierto?

Las relaciones de intercambio de bienes o servicios entre las personas deben tener un equilibrio siempre para que la relación se perciba como igualitaria y justa.

Si yo ofrezco un servicio a alguien y no percibo nada a cambio pese a no haber sido acordado un voluntariado entre nosotros, voy a sentir que salgo perdiendo porque no hay contrapartida. Y la otra persona es posible que sienta que ha recibido una especie de caridad o favor, lo que puede generar que no dé valor a lo que yo ofrezco o que se sienta «inferior» en esa relación de intercambio. Es decir, ya no es un intercambio, sino otra cosa. Si en nuestra sociedad tener ovejas, patatas, libros o gallinas nos permitiera mantenernos a nosotros y los nuestros, y pagar nuestras facturas, esa sería la moneda de cambio como lo ha sido en otros momentos de la historia y lo es aún en los llamados *bancos de tiempo*, por ejemplo.

Así pues, el cobrar en situaciones críticas o sensibles para la persona que recibe nuestros servicios no es algo exclusivo de doulas, sino que afecta a otros profesionales y servicios que nadie cuestiona que deban cobrar... ¿o quizá es que no se ve realmente el pago que se hace a todos ellos?

Lo público no es gratis

— *¿Qué tengo que llevar en la bolsa del hospital para el parto?*
— *Nada, tus cosas de aseo y la ropa para salir y cambiarte. Allí los pañales y las compresas son gratis. De hecho, yo me traje un montón para la primera semana metidos en una mochila. Un paquete casi entero de compresas y otro de pañales que me ahorré.*
— *Bueno, gratis no son. Porque son material que paga el hospital, y el hospital es público y lo pagamos todos.*
— *Mejor me lo pones, eran míos entonces.*
— *Vale, meto pañales y pregunto a la matrona qué compresas compro para llevarme.*
— *Tú misma.*

Esta fue más o menos mi conversación con una amiga antes de dar a luz a mi hija mayor. Y, evidentemente, llevé los pañales, los amigos y familia me regalaron más, y me llevé uno para el camino hasta casa en caso de emergencia. Porque esos pañales no eran gratis, eran material que costaba dinero al hospital público en el que di a luz.

En nuestro país existen una serie de espacios y profesionales públicos que están a disposición de la población, pero hay una falsa visión de que todo ello es gratuito. Nada más lejos de la verdad.

Cada profesional, el mantenimiento de cada edificio, cada bolígrafo, ordenador, rollo de papel higiénico, impreso, material de limpieza y cada hora de luz o agua son pagados por todos. Son espacios y profesionales que se mantienen a través de los presupuestos públicos, sean estatales, regionales o locales. Por lo tanto, no son gratuitos.

Cuando comenzaron a aparecer los seguros de salud privados recuerdo escuchar muchos comentarios que decían que iban a contratarlos porque los médicos por privado son más amables y hay que esperar menos porque se les paga. Como si a los profesionales sanitarios del sistema público de salud no se les pagara. Y yo no lo entendía, no entendía esa presunción de que serían más amables porque no eran gratis, ni tampoco la de que el SNS era gratuito. Entonces caí en algo que hemos comentado antes: *lo que no se ve del modo que sea no existe.*

Y esa es la cuestión. Cuando acudimos a un servicio público no pasamos la tarjeta de pago, ni tampoco la de socio. Tampoco entregamos el dinero en mano a quien nos atiende y nos da el ticke o factura. Vamos, nos atienden y nos vamos. Así que no vemos el pago que hay detrás de ello, ese pago que cada mes se descuenta de nuestras nóminas, o que se descuenta del banco directamente en el caso de los trabajadores autónomos (creedme, se descuenta *cada mes,* sin falta). Ese importe con el que contribuimos solidariamente al mantenimiento de servicios públicos de salud y otros, con los que contribuimos a través de impuestos, son los pagos a cuenta que hacemos para que todo el sistema público siga funcionando.

Así que no. No es gratis, y las doulas tampoco salvo que estén haciendo voluntariado. Pero las doulas no estamos en la cartera de servicios públicos, como sí sucede en algún otro país. Así que parece que pesa más pagar porque se ve el momento del pago.

El uso de la palabra doula

¿Qué sucede cuando una palabra no tiene una definición conocida? Que se utiliza mal, lógicamente, en un alto número de veces.

Y si, además, en diferentes países tiene matices en su significado y límites, la confusión está servida en bandeja de plata. No lo dudes, sucede con todos los términos de nueva introducción en un idioma. Imaginemos cuando se adapta un término de la antigüedad a una figura que adapta su definición, límites y funciones a cada lugar y momento actual.

Ya vimos cuál era la definición básica de la doula, pero también hemos visto que la realidad legal, cultural y atencional de los diferentes países moldea esa realidad poniendo o quitando expectativas y funciones a la doula. Así que este es uno de esos casos en los que la confusión es no solo lógica, sino también esperable.

De hecho, hace unos años me encontré en el dilema de si las doulas literarias, las doulas de emprendedores o las doulas de la creatividad deberían llamarse o no doulas. Creo que no me corresponde a mí decir a nadie si pueden o no utilizar una palabra ya existente con la que quizá se identifican. Es cierto que no ayuda en nada a la clarificación de la figura de la doula y el reconocimiento social del colectivo profesional que formamos, pero también que dejan claros en qué ámbitos acompañan y que no son la maternidad. Así que simplemente no somos parte del mismo tipo de doula y no nos regimos por los mismos criterios y límites, por lo que nunca llegué a la conclusión clara de si era válido el uso de la palabra doula o no. Supongo que lo es (no, no tengo todas las respuestas).

Lo que sí me concierne más son los contactos que con frecuencia tengo de doulas de otros países que quieren ejercer en España, y que cuando se plantea si conocen el marco legal y asistencial de nuestro país la respuesta suele ser que no. Evidentemente, lo que parece ser un punto en común suele terminar en que la doula que viene de otro país no entienda nada de lo que sucede en el nuestro, ya que nuestra intervención activa como tal en la maternidad es cero. Nuestra labor es acompañar sin intervenir, mientras que en otros países se añaden cuestiones como asesorar en lactancia, preparar para el parto, usar remedios naturales o técnicas diversas, o educar para la crianza. Aquí nada de todo ello es de doula, y eso les genera mucha confusión.

También es chocante la cantidad de contactos por parte de formaciones basadas en la realidad de la doula en otros países que ofrecen cursos en España sin tener en cuenta estas diferencias, y cuyas alumnas tienen un modelo de doula que puede chocar frontalmente con el que debería ser porque desconocen las cuestiones legales, entre otras cosas.

Así las cosas, la palabra doula se utiliza con demasiada frecuencia para definir a personas que rodean o están junto a la mujer en algún momento de la maternidad, pero realmente no tienen una función concreta ni una definición para el papel que tienen en esa maternidad.

Y así, queridos amigos y amigas, se contribuye aún más a la confusión social de la figura de la doula tanto para quienes buscan una como para quienes quieren ser doulas, teniendo expectativas basadas en una realidad que no es correcta y corresponde a otras definiciones diferentes, sean cuales fueren, que no son doulas.

¿Tenemos algo a favor?

Si pensabais que la de doula era una profesión cómoda y sencilla con la que hacerse millonarios, o si queríais ser doula, seguramente os he desanimado mucho y os he puesto sobre la mesa un espacio oscuro sin futuro.

Pero ahora es cuando yo os cuento mis motivos para seguir luchando por ser doula a pesar de no ser reconocidas, cobrar muy poco por mucho trabajo, ser acusadas de cosas inciertas y todo lo que os imaginéis.

Aquí va el secreto de nuestra fuerza: amamos la maternidad; creemos en la fuerza y capacidad de mujeres y familias en su proceso de maternaje; acompañar y aportar esa presencia sin intervención nos regala el ver cómo la persona que acompañamos camina y vive su momento sabiendo que si levantan la mirada nos encuentran, pero sin pretender salvarles de nada. Ser doula es mi pasión, mi vocación, mi fuerza y mi forma de aportar algo al mundo.

Así que, ya veis, tampoco en esto las doulas nos diferenciamos de otras personas que ofrecen su tiempo, conocimientos y profesionalidad y aman lo que hacen. Porque, volviendo a cuando hablaba de las profesiones vocacionales, somos una más.

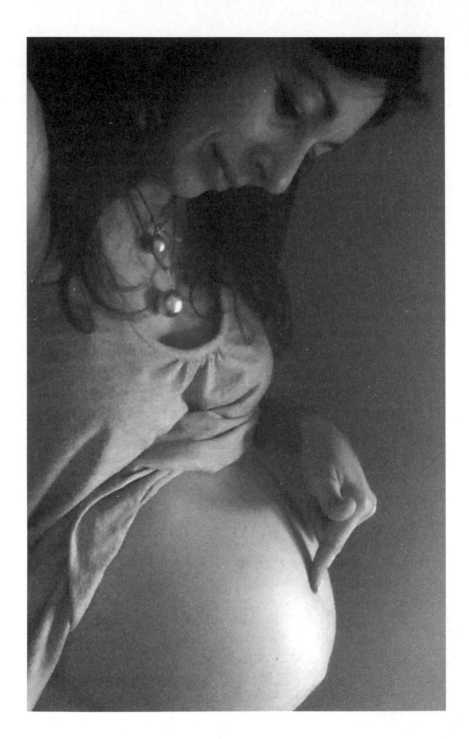

7
Acompañar...
qué es de verdad

S iempre que me preguntan lo que es acompañar cuento la misma anécdota. Hablo de cómo cada día utilizamos la palabra acompañar para definir toda relación que intenta ser respetuosa, pero haciéndolo borramos el significado más primario de la palabra porque no se ajusta al uso que le queremos dar.

Los profesionales sanitarios, los educadores, los terapeutas, las familias, las amistades... todos decimos que acompañamos a otros, pero cuando profundizas ves que no es así.

¿La intención principal de cada una de las personas que nos rodean desde cualquiera de esas esferas es acompañar? Más bien es cuidar nuestra salud, ofrecernos herramientas o entornos en los que desarrollarnos de un modo concreto, ayudarnos a conseguir nuestros objetivos personales o profesionales, ofrecernos bienestar físico o mental, cuidarnos desde el amor... Pero ninguna de ellas tiene como objetivo estar para nosotros sin otra intención o misión en nuestra vida.

Yo jamás podría ser la doula de mi hija si algún día decide tener hijos, o la de mi hijo. Porque mi vínculo con ellos hace que tenga expectativas, ideas sobre lo que les hará más felices, expectativas sobre mí como abuela, lo que desearía para mis hipotéticos nietos o considero que sería mejor para ellos... Todo eso es vínculo familiar, vínculo amoroso que me impide ponerme en la situación de acompañar realmente porque, aunque no lo pretenda, influirá en mi modo de estar con ellos y para ellos.

Y eso parece tan difícil de entender como de hacer. Porque ¿cómo estar sin hacer? Y ¿cómo estar sin sentir que no sirve de nada comparado con todo lo que otros hacen y ofrecen?

¿Qué es acompañar?

Hay palabras que de tanto ser utilizadas en contextos diversos y con matices diferentes parecen perder sus raíces y sentido iniciales. Y quizá «acompañar» es una de ellas. No, retiro la palabra «quizá». Podemos afirmar que la palabra «acompañar» se utiliza sin pensar en el significado que tiene y, por tanto, su uso frecuentemente es incorrecto en realidad.

Cuando decimos que acompañamos a alguien solemos pensar en ir con esa persona a algún sitio o estar con esa persona en un lugar o situación, pero suele ir con matices. Porque ese pensamiento que tenemos de acompañar a alguien a un sitio suele tener el enfoque de ayudarle, guiarle si no conoce el lugar, o apoyarle si surge algún problema, o incluso mediar o aconsejarle en caso de duda. Y pensamos cosas parecidas cuando acompañamos a alguien en una situación.

Pero la pregunta es: ¿qué es acompañar?

La RAE define acompañar como: «estar o ir en compañía de otra u otras personas» o «participar en los sentimientos de alguien» en lo que se refiere a personas. A ello añade otras definiciones más enfocadas a cosas y que llevan enfoques que tienen que ver con complementar o añadir algo a lo existente. Pero, como vemos, no habla de guiar, aconsejar, indicar, educar, solucionar o manipular activamente una situación para que obtenga un resultado concreto.

Cuando nos paramos realmente a reflexionar sobre la palabra acompañar os prometo que dejamos de usarla con tanta soltura y la reducimos drásticamente en nuestro día a día.

Porque ni es tan sencillo, ni tan frecuente como creemos que se pueda utilizar con corrección.

Todas las doulas con las que he reflexionado sobre esta palabra han recibido de mí la misma historia que es un claro ejemplo. La historia de mi primera boda. Y también la compartiré aquí para que sirva de ejemplo del uso común de la palabra *acompañar* en nuestra sociedad.

En esa época trabajaba en una oficina y, como curiosa por naturaleza que soy, no dejaba de hacer cursos sobre calidad, comunicación, gestión de equipos, herramientas de ofimática, programas de gestión y todo lo que podía convertirme en una mejor profesional y ayudarme a hacer las cosas mejor. Pero sobre lo que nadie me había dado clases era sobre cómo gestionar los preparativos de una boda.

Como suele suceder en estos casos, acudí a la amiga que había ayudado a varias amigas más con estas cuestiones de organización, ya que ella llevaba años pensando en este tipo de cuestiones y tenía muchísima información. Le pedí su asesoramiento y consejo sobre por dónde empezar y qué debía contemplar.

Así, ella me contó muchas cosas interesantes y me hizo ver aquello en lo que no había caído; y todo resultó ser no solo útil, sino también importante (sí, los detalles importan mucho en este tipo de eventos).

Pero cuando ya estaba todo organizado me di cuenta de un detalle en el que ninguna habíamos pensado: ¡los zapatos de la boda!

Así que, ya que había estado implicada de forma tan cercana en el resto de preparativos, le pedí que me acompañara a buscarlos y comprarlos.

En realidad, no necesitaba ni quería su consejo porque era, como el vestido, algo que tenía bastante claro: si no me enamoraba de otros zapatos, quería algo cómodo y económico. No tenía intención de utilizar nunca más esos zapatos, y no quería que supusieran una inversión importante de dinero. Pero si encontraba unos que me enamoraran, seguro que los volvería a utilizar.

Recorrimos más de 20 zapaterías durante los días de la búsqueda, y en una de ellas encontramos lo imposible: los cómodos y económicos del plan A y, unas estanterías más lejos, los que me enamoraban y eran más caros del plan B.

Mi amiga actuó de inmediato como consejera y asesora: son más cómodos, son lo que querías, son perfectos, son más baratos... Mientras yo no dejaba de pensar en los otros, los que habían sido mi primer y único flechazo en mi vida con unos zapatos.

El asunto se zanjó con una frase de mi amiga: te acompaño para ayudarte y recordarte lo que quieres. Y esto es lo que quieres, así que mejor que ni te pruebes los otros o te confundirás más.

Así mi acompañante dejó de serlo para convertirse en mi conseje-ra, la que buscaba el objetivo que yo le había trasladado. Y mi amor platónico nunca llegó a mis pies ni a mi boda. Y, la verdad, sentí que no decidía por mí misma, que ella era la que tomaba las riendas. No me sentí bien, pero nunca se lo dije para no parecer una desagradecida después de todo el tiempo que me había dedicado.

Esa es la cuestión: quien te acompaña no te aconseja, no decide por ti ni espera que decidas lo que ella en tu lugar.

Asesorar vs. acompañar

Pero entonces… ¿quien asesora no acompaña? La respuesta corta es: no. Pero la real tiene matices.

Asesorar implica algunas cosas muy coincidentes con acompañar: es-cucha activa, comprensión, conocimiento de las situaciones que se tras-ladan, conocimiento de las opciones en dichas situaciones, comunica-ción respetuosa hacia los demás, comprensión real de que la elección es de la persona a la que asesoramos, y evaluación del conjunto de lo que se nos consulta o de quien nos consulta para dar la mejor respuesta posible.

Pero implica una fundamental que acompañar jamás implica: tener un objetivo propio.

Esto no significa que quien nos asesora tenga un objetivo específi-camente propio, pero sí tiene el de hacerse cargo de darnos las mejores opciones para que nuestro objetivo (el del cliente) se pueda cumplir.

Asesorar nunca debe implicar hacer caso ciegamente a la respuesta de quien nos asesora, como tampoco quien nos asesora debe esperar que esto suceda. Pero su función es recoger toda la información que le trasladamos respecto a lo que deseamos o necesitamos conseguir, ana-lizarla, evaluar las diferentes opciones disponibles y ofrecernos la que mejor encaja con nosotros y nuestro objetivo.

Y esa es la inmensa diferencia con acompañar. Es decir, que quien asesora tiene una parte de acompañamiento en el sentido de estar para y con nosotros en una situación, escucharnos y estar presentes. Pero en el momento en el que hacen propio el objetivo que nosotros como clientes le trasladamos, deja de acompañar para aconsejar sobre las herramientas, personas o decisiones que cree que nos ayudarán a conseguir dicho objetivo. Y aconsejar no es acompañar.

Es decir, que cuando contratamos a alguien para que nos asesore está claro que no nos acompaña como tal porque su función es otra diferente, y su responsabilidad y el acuerdo entre las partes implicadas en esa relación es distinta a la de acompañar.

De hecho, el hecho de que quien está para acompañar no debe aconsejar es algo a tener en cuenta para realizar una buena labor de acompañamiento, y habitualmente se confunde. La diferencia es clara: cuando se aconseja, de algún modo, se interviene en la situación. La psicóloga especializada en maternidad Laura Guttman, que dedica gran parte de su larga carrera profesional a analizar y difundir la experiencia psicoemocional de la crianza y el postparto, entre otras, sostiene que «todo consejo no solicitado es depredación emocional».

¿A qué nos referimos con esto?

Sencillo. Cuando yo cuento una situación a alguien y expongo lo que sucede, lo que siento o lo que me preocupa o necesito que suceda, estoy en un proceso emocional respecto a ello. Es decir, estoy exteriorizando (a través de la forma de comunicación que decida) lo que pienso, siento o espero, el cómo veo lo que sucede y lo que ello me hace sentir. Pero forma parte de mi propio proceso de aceptación, integración y respuesta ante lo que sucede. De algún modo, contando lo que ocurre lo lanzo al mundo para ver ese reflejo, para verlo de una forma más externa y hacerlo más real y objetivo. Y a veces será con la intención de pedir consejo, pero en otras ocasiones será eso que llamamos desahogo, sin más.

Y debería ser yo quien decida si deseo que otros intervengan y me aconsejen o me den su visión, y no que ellos decidan cuándo yo debo recibir consejos, asesoramiento, interpretaciones ajenas de la situación o nada más.

Es decir, que cuando aconsejamos a alguien que no desea más que contar lo que siente le estamos *usurpando* su capacidad de decisión respecto a si quiere vivir así ese momento o no. Le estamos obligando a recibir cosas que no ha pedido y, a veces, no necesita o ni siquiera escuchará.

Por otra parte, cuando damos un consejo no solicitado estamos decidiendo que esa otra persona necesita de nuestro consejo, que será mejor para ella tenerlo o que no es capaz de llegar a una solución sin él. Por lo que quizá hasta le hacemos sentir que es incapaz o que nosotros creemos que lo es, y eso deja a la persona que recibe el consejo no solicitado en una posición de necesidad o dependencia que quizá no se corresponde con la realidad.

Seguro que si pensamos en ello todos hemos dado consejos no solicitados, quizá hemos hecho sentir incapaces a otros sin tener la más mínima intención de hacerlo. Porque solo pretendíamos que esas personas sintieran que las escuchábamos y que nos importa lo que nos están contando. Es un gesto muy habitual de amor o solidaridad.

Sin embargo, es aconsejar, no acompañar.

Juzgar vs. valorar

Seguro que todos hemos leído o escuchado que la doula acompaña sin juicio. Pero tal vez no nos hemos parado a pensar qué significa eso y por qué es tan importante.

¿Qué es juzgar? Además de las definiciones relacionadas con la judicatura, que entiendo que no nos afectan salvo que seamos jueces, la RAE define juzgar como tener una opinión sobre algo o alguien. Es decir, que cuando juzgamos nos creamos, en base a lo que sabemos sobre algo o alguien y a nuestras propias creencias, experiencias o sapiencias, una opinión y una imagen sobre ello. Y lo hacemos de forma constante en nuestra vida, incluso sin darnos cuenta.

Ejemplos del día a día:
— *El dependiente de la tienda es un maleducado porque no me ha mirado ni a la cara.*
— *La funcionaria es una amargada porque no me ha dado ni los buenos días.*
— *El enfermero es un desagradable porque ni me ha preguntado qué tal el pinchazo.*
— *La psicóloga es una interesada porque me ha dado la factura en la última sesión y no me ha dicho nada al acabar.*

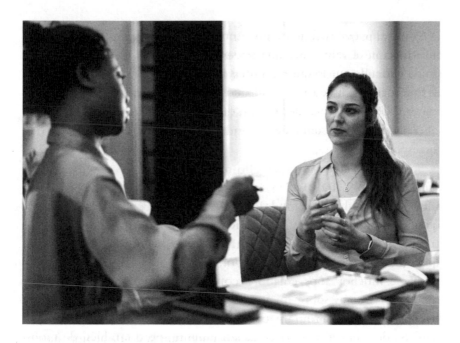

¿De verdad creemos todo eso sobre esas personas o es un juicio sobre unos minutos de nuestra vida en los que nos hemos cruzado con ellas y de los que sacamos una conclusión más basada en cómo nos hemos sentido que en lo que sabemos de cada una de esas personas? Evidentemente estamos juzgando sin conocer su realidad, el momento que viven o lo que sucede, piensan o sienten. Pero juzgamos que son de una forma determinada.

Y lo hacemos con personas y situaciones, sin darnos cuenta la mayoría de las veces de la cantidad de información que nos falta o de cuánto nos afecta en ese juicio nuestro propio componente emocional.

La doula no juzga. No puede juzgar si va a acompañar, porque cuando juzgamos tenemos unas expectativas respecto a la persona o situación que juzgamos, y la doula no puede tener expectativas ni objetivos propios, recordémoslo.

Diferente es valorar. Valorar es sopesar el valor, la valía, la importancia de una situación o persona. Es decir: recoger información objetiva y poner en valor el resultado de esa información para definir su peso. Eso sí lo hace la doula: recoge la información que le aporta la persona o familia a la que acompaña y no la juzga como buena o mala, sino que le da el valor que realmente pone en ella quien la vive. Refleja en esa información el valor que cada persona o familia le quiere dar. Así, la doula entiende que lo que para unas familias es fundamental, para otras es totalmente secundario; no porque sea mejor o peor, sino porque pesa más o menos para unas personas u otras.

Y desde ahí lo acompaña.

Respetar vs. tolerar

Otra de las palabras «de moda» que parece que se puede añadir a cualquier cosa que digamos y, automáticamente, convierte el resto de nuestras palabras en no ofensivas y llenas de amor al prójimo. Otra palabra que estamos vaciando de significado.

Hace muchos años colaboré con un psicólogo del que aprendí muchísimas cosas sobre mí misma y el mundo. Él conocía profundamente la PNL (programación neurolingüística), y a menudo me hablaba de cómo funciona conscientemente, pero también de modo inconsciente.

Tenía una frase sobre la palabra *respeto* que me acompaña hasta el día de hoy: «Cuando alguien comience a hablarte con las palabras "yo respeto todo", ten por seguro que te va a decir algo terriblemente falto de respeto».

Y, en mi experiencia, tenía toda la razón. Porque cuando alguien nos dice esa frase suele continuar con un «pero» y rematar con un juicio negativo hacia alguna persona, idea o situación. Te invito a fijarte en ello desde ahora, si aún no lo habías hecho.

Entonces, ¿eso significa que no respetamos todo lo que decimos que respetamos? Pues hay de todo. Hay cosas que es cierto que las respetamos, pero otras, queridos amigos, las toleramos.

Respetar según la RAE es, entre otras acepciones que no aplican a este caso, tener miramiento, consideración, prudencia o deferencia hacia algo o alguien. Es decir, que no implica juzgarlo ni tomar acciones o decir palabras que puedan modificarlo, ni siquiera desear modificarlo. Es decir, que cuando expresamos un juicio hacia algo o alguien no es cierto que lo respetemos (recordemos lo que era juzgar y lo que era valorar).

Yo respeto tu decisión de elegir una cesárea, pero si supieras más o tuvieras otros apoyos, seguramente no la elegirías.

Esta frase, aparentemente inocente y que pretende ayudar en teoría, contiene todos los elementos de la falta de respeto que podamos imaginar:

1. Intentar vestir de respetuoso lo que no lo es conscientemente.
2. Juzgar como negativa, o menos positiva que otra, una elección personal.
3. Presuponer una falta de información y la toma de una decisión a la ligera.
4. Infantilizar a la mujer que toma esa decisión y suponer que hemos de rescatarla de sí misma.
5. No valorar como importantes los posibles motivos de esa decisión.

Cuántas cosas implícitas en una frase que seguramente hemos leído en redes en grupos de maternidad, o incluso hemos podido escuchar en directo.

Entonces, si no respetamos a los demás, sus vidas y sus decisiones... ¿qué hacemos? Porque la mayoría no vamos por la vida diciendo a los demás lo mal que eligen sus vidas, ¿verdad?

A ver si nos suena algo como esto:

— *Tengo al niño con fiebre, pero le voy a dar un antitérmico y vamos al cumpleaños.*
— *¿Pero no está malo?*
— *Bueno, pero es una gripe. No pasa nada.*
— *Jo, yo cuando tengo gripe intento quedarme en casa. Porque se pase lo mejor posible, y por no contagiar a nadie.*
— *Por una gripe no pasa nada. ¿Tú vas a ir al cumple?*
— *No, tengo a la niña con mocos, parece que está incubando algo.*
— *Pobrecita. Bueno, pues ya te contaré.*

Ese día mi hija no tenía nada. Podría haber ido al cumpleaños, pero me pareció incorrecto que alguien supiera que su hijo estaba mal y le llevara, y llevar a mi hija sabiendo que podría ponerse enferma. ¿Respetaba a esa madre? No. Pero toleré ese momento porque es un comportamiento habitual, y porque mis palabras solo generarían un conflicto que no iba a cambiar nada de la situación.

Por cierto, de ese cumpleaños salieron 2 neumonías, una de ellas, la de ese niño que tenía fiebre y problemas para respirar, con ingreso hospitalario.

Para respetar algo o a alguien hay que comprender. Quizá toma decisiones que nosotros no tomaríamos, pero comprendemos sus motivaciones o su punto de vista, estemos o no de acuerdo. Y jamás juzgaremos como negativo lo que hace si lo respetamos, de hecho, jamás lo juzgaremos.

Sin embargo, tolerar es otra cosa. Toleramos cosas que no nos gustan cada día, las aguantamos con paciencia, o las damos por buenas de modo tácito porque socialmente están aceptadas o son frecuentes. Si toleramos en lugar de respetar, claro que juzgaremos. Y no podemos respetar todo. Es imposible. Hay cosas que van contra nuestra ética o nuestras emociones, y esas jamás las podremos respetar.

Sin respetar, tampoco se puede acompañar.

Ayudar vs. apoyar

Como doula que lleva más de 10 años en activo y que ha ofrecido sesiones de inicio a otras doulas, he recibido muchos correos y mensajes en los que muchas mujeres me decían que querían ser doulas y por qué. Y una de las grandes protagonistas es la palabra «ayuda».

— *Quiero ser doula para ayudar a otras madres.*

— *Quiero ser doula para ayudar a que otras mujeres tengan partos agradables.*

— *Quiero ser doula para ayudar a que las mujeres tengan mejores maternidades.*

— *Quiero ser doula para ayudar a que las mujeres se empoderen.*

Ayudar, ayudar y ayudar. En prácticamente todas las presentaciones o mensajes de presentación o consulta aparece la palabra ayudar. Pero la pregunta entonces es: ¿las doulas ayudamos a las mujeres?

La respuesta es que la doula acompaña. Si con ese acompañamiento se contribuye en algo positivo a la mujer o familia, es algo que ellos deben valorar. Pero la doula no interviene en las situaciones con un objetivo, como ya hemos dicho. Por tanto, su presencia no debería tener nunca la intención de ayudar, sino de acompañar. Sin más.

Ayudar a alguien es favorecerle en la consecución de algo que quiere, desea o necesita. Pero implica acciones, esfuerzos y cooperación. Implica que existe una necesidad de ello para que se consiga el objetivo. Y decir que las doulas ayudamos es dar por hecho que las mujeres y familias necesitan ser ayudadas. Algo que va en contra de la base de la doula, que siempre debe sentir y creer que la persona a la que acompaña tiene la capacidad y el poder para vivir su propia situación y decidir lo mejor en cada momento.

Entonces, si la doula no ayuda en sí, ¿qué hace?

La doula apoya en el camino y las decisiones de cada familia o persona que acompaña. Sin intervenir activamente, sin opinar, aconsejar, juzgar ni manipular nada. Desde la presencia hace de apoyo, de sostén para esa persona o familia sin tener el objetivo de modificar nada.

Una mujer que acompañé hace muchos años me presentó ante personas de su confianza una vez diciendo que: *Esta es mi doula. Es como la red del trapecista. Yo vuelo de un trapecio a otro, hago las piruetas y los agarres, y ella está ahí. Sé que no va a pensar si lo he hecho bien o mal, si me he caído demasiado o he arriesgado poco, si la actuación ha quedado bonita o no. Sé que tampoco va a evitarme la caída y que quizá me haga daño si caigo pese a que ella esté ahí, y tampoco me va a curar. Pero la miro, sé que está, y eso hace que me sienta apoyada porque sé que estará, aunque yo decida cambiar el salto que tenía decidido por otro.*

Es decir, que la doula conoce, comprende, no juzga, no interviene ni modifica lo que pensamos, no tiene objetivo propio... Entonces... ¿qué hace para acompañar?

Estar vs. hacer

Hablamos en otro capítulo sobre la productividad del hacer y del no hacer. Sobre cómo podríamos medir esa productividad. Y llegamos a la conclusión de que era complicado. Pero hay muchos ejemplos en el día a día. Porque hay muchas personas que cobran cada mes su nómina, pero tienen días en los que su trabajo es esperar por si se les necesita.

Desde profesionales sanitarios hasta técnicos de reparación de diverso tipo, cuerpos de seguridad... Hay días que se quedan casi en blanco. Pero eso no significa en absoluto que no se hayan ganado su sueldo.

Se les paga por lo que saben en caso de que sea necesario que lo pongan en práctica. Es decir, que no toda la productividad está en el hacer en todo momento.

También hay profesionales a quienes tenemos contratados para poder llamarles en caso necesario, como pueden ser los seguros del hogar, vehículo o sanitarios, o los asesores legales o fiscales. Pagamos una mensualidad o anualidad para poder contar con ellos cuando precisamos de sus servicios. Y hay quizá largas temporadas en las que esa llamada no se produce. A veces años, si tenemos suerte. Pero pagamos por lo que saben, lo que pueden hacer, y por su disponibilidad.

No es nada extraño que en cualquier sector cuando tenemos un día de trabajo con menos cosas que hacer nos sintamos incluso mal por no hacer nada. Pero nosotros estamos cumpliendo con nuestra obligación. Estamos ahí para cumplir nuestro trabajo. Esto sucede porque solo se mide la productividad en acciones, y no en dedicación.

La doula hace eso que otros profesionales no pueden hacer porque tienen otras funciones. Ofrece esa dedicación, escucha plena, comprensión y falta de expectativas hacia la persona que acompaña. Y eso, creedme, requiere invertir muchísima energía en ese acompañamiento para mantenernos en el papel que corresponde y no caer en juicios, ayudas innecesarias o intervenciones que no proceden.

¿Cuántas personas conocemos que estén de ese modo por y para nosotros? No personas que estén con nosotros y estén pensando o haciendo otras cosas, sino personas que estén plenamente por y para nosotros desde el no juicio y la no intervención, y que no esperen que suceda nada en concreto.

La doula «hace» eso sin hacer de forma activa nada.

La posición cuando acompañamos

En la vida tenemos diferentes tipos de relaciones. La mayoría (espero, por el bien de todos) sanas y equilibradas, aunque sea a su manera. Tal vez no ideales, pero equilibradas.

Pero para que una relación sea equilibrada, ¿qué necesitamos?

Lo primero, sin duda, es saber qué podemos esperar de cada una de las partes de dicha relación. Si yo espero algo que no podré recibir de la otra parte de esta relación, lo más posible es que en algún punto todo estalle y alguien sienta que debería haber recibido algo que no ha obtenido. O que ha recibido algo incorrecto. Es decir, que sienta que la relación no es equilibrada.

Por eso la doula debe definir siempre perfectamente bien los límites de su actuación. De ahí la importancia, como ya comentamos, de formarnos en el país en el que vamos a ejercer y conocer, así, los límites legales y funcionales.

Otra de las cuestiones fundamentales es conocer la posición de cada una de las partes en una relación, que depende en parte del punto anterior, pero también de la intención de cada una de las personas de la relación. Tener claro desde dónde cada uno entablamos una relación, respondiendo a qué deseos, intenciones o necesidades es algo fundamental.

Es evidente que en una relación entre doula y persona acompañada hay una intención de ofrecer un servicio, por una parte, y de recibirlo por otra. Pero es prioritario que la intención de la doula sea exclusivamente acompañar, y no ser parte activa que modifique o interfiera en la vida de esa persona para conseguir cualquier cosa.

Lo hemos dicho y lo repetiremos: la doula no puede tener más objetivo que el de ofrecer el servicio de acompañamiento.

Pero igual de importante es que la intención real de la persona que solicita el servicio de la doula sea la de recibir ese servicio, y no otros. Es decir, que de nada sirve que la doula delimite sus labores de cara a un acompañamiento si la persona que lo solicita no tiene claro que eso es lo que de verdad desea.

No en pocas ocasiones, incluso mediando contrato firmado con las condiciones y funciones de la doula entre ella y la familia, la misma se siente desatendida porque la doula no les ofrece algo que estaba expresamente indicado como algo externo al acompañamiento en el contrato.

Cuando esto sucede, pese a haber hablado e incluso firmado las condiciones, la relación no discurre por un camino satisfactorio. Por ello es importante que doula y persona que va a ser acompañada dediquen el tiempo necesario a aclarar intenciones reales, y no solo expectativas generales.

La gran pregunta es… ¿qué tipo de relación se establece?

Para empezar, se trata de una relación económica con una prestación de servicios que tiene una compensación acordada entre ambas partes.

Dado que la doula no aconseja ni interviene, ni se convierte en experta o directora de la vida de la persona a la que acompaña, se trata de una relación horizontal. De igual a igual.

La doula no da por sentado que la persona a la que acompaña sabe menos que ella o la necesita para tomar decisiones, sino que confía en las capacidades y el camino que elija la persona acompañada. La doula no va por delante de la persona a la que acompaña —aunque conoce y comprende las diferentes opciones de la maternidad y lo que las rodea—, sino que va detrás de esa persona, siguiendo sus pasos y sus decisiones sin dar nada por supuesto. Desde la humildad y la confianza.

— *Bea, dime la verdad: lloras porque te da pena lo que me está pasando.*

— *No. Lloro por la emoción que me produce ver cómo cada día haces este camino que sientes que te rompe, y que no está siendo fácil.*

— *Pero te da pena.*

— *En absoluto. Me inspira admiración, y lloro por la emoción de ver a una mujer que cada día avanza con amor, aunque sienta el corazón roto.*

La relación de la doula con la persona a la que acompaña, además, es íntima. En ella se comparten momentos intensos, irrepetibles y a veces decisivos en la vida de esa mujer o familia. Y la doula debe mantener esa humildad, confianza e intimidad para poder acompañar.

8

La doula y el parto: ¿siempre unidos?

Acabo de responder a un mensaje de una familia. Me dicen que no saben si es una doula lo que quieren, o si las doulas acompañamos también otros momentos que no sean el parto. Es una familia que espera a su bebé después de haber perdido un bebé hace 6 meses, se sienten perdidos y solos en este momento.

El sufrimiento que vivieron con la despedida de su bebé parece estar marcando el nuevo embarazo. Y no necesitan a nadie que les guíe o les indique qué hacer, tampoco quieren que nadie les alivie la tristeza que parece estar reapareciendo... Entonces, ¿qué pueden estar buscando?

Llegaron a mí por lo que he escrito y respondido en entrevistas sobre maternidad y duelo. Se han sentido identificados, pero no tenían muy claro si ellos «sirven» para tener una doula, ya que su bebé no llegó a nacer vivo y el bebé que está creciendo aún no ha nacido, porque, según ellos «no somos padres».

¿Si sirven? ¿Que no son padres? ¿Qué sucede en nuestra sociedad para que alguien no sienta que es madre o padre por no haber podido tener a su bebé en brazos?

Tengo los pelos de punta por la cantidad de emociones encontradas que tengo. Por todo lo que se me pasa por la mente y por el alma pensando en esa familia.

¿Qué es la maternidad? Quizá debemos redefinir lo que creemos que es en nuestra sociedad para que nunca más nadie se sienta de nuevo así.

Qué es la maternidad

Seguro que a cada persona que preguntemos le surgirá contestar de un modo diferente a la definición de maternidad. Cada una desde su enfoque, experiencia, expectativas y cultura. Para algunas será gestar y parir hijos, para otras será cuidar a otros, quizá en algunos casos sea educar a los niños para el futuro, también habrá quien responda que maternidad es quedarse embarazada y tener hijos específicamente de nuestra misma genética... todas ellas son definiciones muy, muy personales con las que los demás estaremos más o menos de acuerdo, pero que coexisten en nuestra sociedad. Sin embargo, la que más he escuchado es: la maternidad es ser madre, tener hijos.

Y, evidentemente, la siguiente pregunta es: ¿qué es ser madre? Porque cada día nos cruzamos con mil formas diferentes de ser madre. Tantas como relaciones materno-filiales existen. Y existen muchísimas.

Para empezar, ser madre no implica lo mismo para todos. Para algunos solo es madre quien gesta y da a luz, para otros lo es quien tiene hijos genéticamente suyos, en otros casos se tiene en cuenta a quien dedica su energía y tiempo a cuidar a esos hijos, sean o no genéticamente suyos.

Así que... ¿qué nos convierte en madres? Y, más allá, ¿es la maternidad una cuestión exclusivamente femenina?

Hay una parte fisiológica que es totalmente innegable. Va más allá del instinto maternal al que se hace referencia tan frecuentemente, a la esencia de la fisiología. Y también va mucho más allá de nuestra decisión de ser o no madres. A nuestra propia gestación, al útero en el que nos desarrollamos en nuestra etapa prenatal.

Cuando una niña está en el útero de su madre se inicia la ovogénesis primaria, concretamente en el tercer mes de gestación es cuando se produce este proceso que marcará en parte la fertilidad de esa persona que está gestándose. Como vemos, la fisiología prepara el camino para la posible reproducción mucho antes de que nosotros mismos nos planteemos si deseamos o no reproducirnos.

Esa parte más fisiológica y primal es absolutamente femenina si de aparatos reproductores hablamos, pues no dota a los humanos que nacen con órganos sexuales masculinos de la posibilidad de gestar vida dentro de sus cuerpos, ni de mantener dicha vida una vez nacida sin utilizar recursos alimenticios externos, al carecer de producción de leche.

Es decir, que la naturaleza vincula la maternidad a lo que, según los órganos sexuales, entendemos como femenino.

Pero muchos de los constructos que la naturaleza ha previsto han sido modificados por la ciencia humana, ¿verdad?

Un ejemplo puede ser la longevidad, la fertilidad o la supervivencia de seres vivos que se ha logrado a través de investigación e intervención médica. Seguro que si pensamos podemos encontrar muchas otras intervenciones de la ciencia en cuestiones que la naturaleza había previsto de otro modo y que hemos modificado.

Maternidad y maternar

En el estado más primario o «salvaje» del ser humano la mujer es quien gesta, da a luz y cría a los bebés. Pero no estamos en este punto como sociedad. Y por eso tenemos que preguntarnos qué es la maternidad más allá de gestar, parir y alimentar.

Una definición que personalmente me gusta de modo especial es que la maternidad está vinculada al maternaje. Es decir, que la maternidad es maternar, cuidar, amar y atender a ese nuevo ser que ha llegado a nosotros y que cada día aprendemos a amar.

Esta definición para mí engloba tanto la parte de quien materna como la escucha de la necesidad natural de un bebé o niño de tener una figura de referencia.

Habitualmente hablamos de maternidad o maternaje solo desde el prisma de la persona que provee esa figura y presencia. Pero ¿por qué provee ese cuidado? Aquí llega el porqué de la definición de la maternidad que planteamos.

La especie humana tiene instinto de supervivencia, como cualquier otra, y esa supervivencia es como individuos y como colectivo. Es decir, mi instinto hace que quiera seguir viviendo, pero también que quiera que mi linaje perdure, y que la especie perdure. Por ello el bebé al nacer busca (porque necesita) esa figura de referencia que va a ser clave para su supervivencia: la figura de apego primaria. Y la persona que se «abre» a ello se siente conectada a ese bebé, y tiende a proveerle de cuidados en una relación fundamental para la supervivencia del bebé, pero también de la humanidad.

¿Y es esto algo que solo se pueda producir con una figura femenina? La naturaleza tiene dentro del proceso de parto un mecanismo que facilita que, efectivamente, se cree un vínculo de apego primario entre la mujer que da a luz y el bebé que llega. Pero, en contra de los mecanismos de embarazo, parto y lactancia, no significa que sea exclusivamente femenino. Sí más sencillo y fisiológico; es la teoría que más plausiblemente se puede cumplir para el bienestar de bebé y adulto, pero no es la única opción.

Y hasta ahora hemos hablado solo del vínculo inicial, el denominado *apego primario*. Pero hay mucho más. Porque el apego primario se establece al nacer, en las experiencias extrauterinas más tempranas. Pero la maternidad no termina en ese momento, ni mucho menos. Y su constructo emocional tampoco comienza en ese momento, independientemente de quién y cómo materne.

Y el parto tampoco comienza en el momento del parto, por si creíamos lo contrario.

Parto y su historia

Desde que existen referencias al parto de los humanos el mismo ha estado mayoritariamente rodeado de mujeres, identificándolo con un momento de conexión e intimidad femenino como parece marcar la naturaleza y la fisiología. Las matronas de la antigua Grecia eran mujeres, como también lo eran las doulas y las nodrizas.

El parto era esencialmente cuestión femenina también en lo que a la atención al bienestar y salud de mamá y bebé se refería.

Con la llegada de los avances científicos (desarrollados por hombres en aquella época) ese espacio femenino de intimidad comenzó a modificarse para trasladar el parto a una esfera menos natural y entregada a la sabiduría de siglos de las parteras o a la providencia, y más a las evidencias científicas fruto de las investigaciones de cada momento histórico, en algunos casos más acertadas que en otros.

Y, desde la incorporación de la inmensa mayoría de los partos en los hospitales y su atención estandarizada según los protocolos marcados, el parto se convirtió en algo que era cosa de médicos, fuera o no necesaria la intervención de estos en el proceso que la fisiología había previsto.

El parto dejó de ser un proceso fisiológico natural para ser un acto médico, algo que las investigaciones actuales están intentando reenfocar.

Fue también en ese momento cuando las parteras fueron alejadas definitivamente en nuestra sociedad de los partos, y más adelante sucedió algo similar con las matronas, pese a su especialización en obstetricia y sus más que amplios conocimientos sobre el parto de curso normal. Como ya hemos comentado cuando hablamos de estas profesionales, terminaron siendo las unas «borradas» en nuestro país, y las otras tratadas como ayudantes en los partos pese a la injusticia que ello suponía y que la propia OMS reconoce.

Pero otra de las cuestiones interesantes sobre el parto es la percepción social que tenemos sobre él.

— *¿Vas a intentar que sea parto?*

— *Sí, claro. La cesárea es una operación, y no quiero que me operen si no es necesario.*

— *¿Pero no tienes miedo al parto?*

— *Miedo no. Las mujeres llevamos milenios pariendo. Antes no había los medios sanitarios que hay ahora, así que ahora es mucho más seguro.*

— *Pero dicen que duele mucho.*

— *Imagino, claro. Pero eso no me da miedo, la verdad. Y sé que si me bloqueo o algo pasa habrá una matrona o gine para el bebé y para mí. Y si no podemos ayudarle a salir por la puerta, pues abriremos una ventana y luego ya nos recuperaremos.*

Esta conversación la viví antes de mi primer parto, tras una de las clases de preparación al parto. Y creo que a día de hoy la mujer con la que hablaba debe seguir pensando que yo era una inconsciente por no tener miedo. Pero el miedo tampoco me iba a ayudar en nada. Y claro que tenía miedo, pero no a parir. Tenía miedo a no responder a las necesidades de mi bebé, a no saber criarle o quererle como merecía. Pero no a parir, porque parir me parecía (desde mi ignorancia en ese momento, que ahora veo como sabiduría) algo totalmente natural.

Pero ¿qué ha pasado para que gran parte de la sociedad tema al parto y al dolor que se pueda producir en él?

Para empezar, tenemos en nuestra cultura frases lapidarias sobre el parto. Una de ellas, de las más extendidas, es «parirás con dolor»,

133

una frase bíblica que surge como castigo a una figura femenina y que arrastramos todas las mujeres a través de los milenios. O eso que hemos escuchado seguramente comparando los cólicos nefríticos con un parto. También el comparar a alguien que se queja de un dolor muy agudo con una mujer pariendo. O a alguien que se queja mucho, por ejemplo.

Todas esas expresiones y muchas más están en nuestro día a día, dejando poso en nuestra mente, gota a gota hasta hacer que la botella rebose y lleguemos al punto de asimilar parto con sufrimiento indescriptible. ¿Y quién no tendría miedo a un sufrimiento de esa intensidad? La imagen general del parto es de algo terrible, durísimo y muy arriesgado.

¿Creemos que será fácil para cualquier mujer ir a su parto con cierta tranquilidad y confianza en sí misma o cambiar todo este constructo social en los meses previos al parto? Seguramente entendemos que no es sencillo en absoluto para la mayor parte de las mujeres, y menos cuando el embarazo se suele vivir en medio de las mil exigencias sociales que ya tenían, más las que se suman con la maternidad.

Esto, por un lado, pero si nos vamos a la lógica, el parto forma parte de la naturaleza. La cuestión a plantearse es: ¿lo vivimos como tal? No. Los partos ya no son parte de nuestro día a día salvo que seamos matronas, obstetras, auxiliares u otros profesionales implicados en la atención al mismo.

El número de partos en la vida de cada mujer se ha reducido enormemente en los últimos 50 años, los partos se han sacado de la esfera doméstica y todo a nuestro alrededor se ha convertido en técnicas y milagrosas formas de hacer que el parto sea menos doloroso, más satisfactorio o, simplemente, más corto. Todos nos dicen cómo hemos de parir o qué necesitamos para hacerlo mientras la evidencia dice que nuestros cuerpos están hechos para ello y la medicina está para apoyarnos si algo se sale de lo esperado y nuestro bienestar o el del bebé se ven comprometidos.

Es decir, que es un proceso fisiológico que se ha desvanecido de nuestro día a día para pasar a un entorno que nos resulta ajeno, con personas ajenas, y del que nuestra sociedad habla en general para destacar el sufrimiento y el peligro que destila. Ha dejado de ser cotidiano y

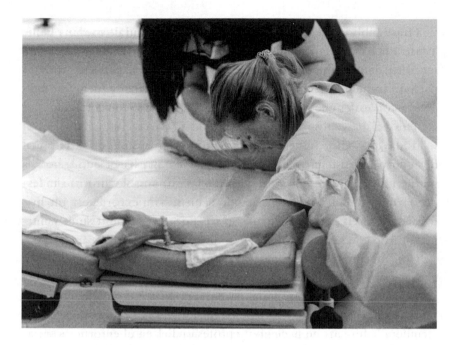

parte de nuestra vida, por lo que hemos perdido gran parte de las referencias reales del parto que podíamos tener. De este modo hemos ido buscando todas esas personas y técnicas milagro que nos permitan parir en un intento de volver a integrarlo en nuestras vidas y naturaleza, pero entregando, sin pretenderlo, nuestros partos al cumplimiento de este o el otro ejercicio, técnica, instrucción...

Así pues, socialmente tenemos un proceso fisiológico que se vive fuera de nuestro entorno y sobre el que se habla en términos de riesgo y dolor y para el que se nos pretende educar pese a ser (insisto) fisiológico. ¿Es necesario entonces todo eso para el parto?

Necesidades del parto

Una de las cuestiones que surgió cuando los partos empezaron a enfocarse como acto médico es qué era necesario dentro de los partos. Y el cómo se enfocó la búsqueda de las necesidades del parto ha marcado muchísimos de los actos que se han llevado a cabo en los últimos siglos en la atención al mismo.

Lo primero y fundamental era la seguridad y salud de madre y bebé. Y hacia la misma se comenzó a caminar con actos tan aparentemente sencillos, pero realmente fundamentales, como que el parto se produjera en un espacio con condiciones de higiene adecuadas y fuera atendido por profesionales que también mantuvieran una higiene correcta.

Tres palabras salvaron millones de vidas: «lávese las manos». En el siglo XIX el médico húngaro Ignaz Semmelweis instaló en el Hospital de Viena un sistema de lavado de manos para evitar infecciones postparto e intraparto que creía que eran las responsables de una alta tasa de mortalidad en la etapa perinatal. Y la ciencia, la experiencia y la historia le dieron la razón pese a que en su época se le tildaba de demente: un entorno con una mala higiene es mucho más arriesgado para la salud.

Con un simple pero revolucionario gesto, la historia de la atención al parto cambió gracias a este profesional y a otros coetáneos como la mujer a la que se considera como precursora de la enfermería moderna, Florence Nightingale, quien también luchó para que se comprendiera y atendiera la higiene en pacientes y profesionales en el entorno hospitalario y fundó la primera escuela laica de enfermería.

Por otra parte, la vigilancia del bienestar materno-fetal en el parto y la prevención de dificultades o la intervención en caso de producirse. Cuestiones que quedan en gran medida cubiertas por los controles prenatales que se han ido instalando en la atención al embarazo. Contra lo que se cree, las revisiones prenatales no comenzaron con el traslado de los partos al hospital, ya que las parteras y matronas llevan milenios haciendo revisiones a las mujeres durante sus embarazos. En cada época, con los medios a su alcance, evidentemente.

Pero es indiscutible que el control prenatal ayuda a prevenir mortalidad y morbilidad materno-fetal.

Esas son las dos bases que han movido los protocolos de atención al parto que nos han traído a la época actual. Pero la cuestión es: ¿desde dónde se han enfocado esas necesidades? ¿Todos los países las han enfocado de la misma forma?

La respuesta a la segunda pregunta es que no. No en todos los países el traslado al hospital en caso de parto es la norma general para todo tipo de partos. En países del norte de Europa, los partos que se trasladan a hospital son aquellos en los que existe algún tipo de riesgo, por ejemplo.

De este modo, se produce atención domiciliaria o en casas de parto ofrecida por profesionales sanitarios preparados para ello: matronas.

En nuestro país el parto en casa u otro espacio diferente al hospital está fuera de la atención sanitaria del sistema público de salud, y también de la mayor parte de los sistemas privados.

Es decir, que en nuestro país generalmente damos a luz y nacemos en los mismos espacios donde se tratan enfermedades. Esto no se produce por la necesidad de que el 100 % de los partos y nacimientos se den en un hospital donde se tratan patologías, sino porque, para el sistema de atención sanitario, es mucho más accesible y controlable que esa mujer, usuario del sistema, dé a luz en ese espacio.

Y es desde ese foco puesto en que el sistema optimice sus recursos desde donde se han atendido un porcentaje nada despreciable de partos en la historia reciente.

Algunos ejemplos cuya conveniencia es discutible, o contra los que directamente se ha manifestado la OMS son:

— La posición tumbada para dar a luz (litotomía), que va contra la fisiología del parto y nacimiento, pero permite que el profesional tenga visión del canal de parto y acceso directo a él.

— La episiotomía o el rasurado pélvico de rutina que se ha aplicado a mujeres de parto durante décadas y que ha provocado infecciones a miles de mujeres para acortar el parto o facilitar la visión del profesional.

— El uso de maniobras para acelerar el parto como las inducciones por protocolo o la maniobra *kristeller* (consistente en presionar el útero desde fuera con brazos o piernas del profesional sanitario para facilitar el expulsivo).

¿Pero cuáles son las necesidades reales de un parto? ¿Qué nos indica la ciencia actualmente?

En los 13 años que llevo siendo madre y trabajando con familias he visto cómo han ido cambiando las visiones, y me he descubierto sonriendo al verlo en bastantes ocasiones. Cuando nació mi hija mayor comencé a leer a autores que ya hemos nombrado, como Frederik Leboyer, Sheyla Kitzinger o Michel Odent. Y, como curiosa que soy, busqué incansablemente los orígenes de sus afirmaciones e investigaciones para ver los fundamentos, tan diferentes a los de los profesionales en general en ese momento.

Y me sorprendí descubriendo que, efectivamente, eran correctos.

Estos y otros muchos profesionales han sido la base para cambiar el paradigma de atención al parto, reconociendo las necesidades reales de este proceso fisiológico: dejar trabajar a nuestro propio cuerpo e intervenir solo si algo se sale del camino por el que debería ir.

Así, las investigaciones definen que permitir que la hipófisis, o cerebro primitivo, funcione es fundamental. Es decir, activar lo mínimo posible el neocórtex que nos permite leer, comunicarnos o resolver problemas, por ejemplo. Esto quiere decir que todo lo que ponga en alerta nuestro cerebro analítico va en contra del parto: luces fuertes, entornos desconocidos, mantener conversaciones en las que se nos pida un razonamiento complejo, ruidos fuertes, presencia excesiva de personas desconocidas a nuestro alrededor, no permitir el libre movimiento, no sentirnos acompañadas por personas de nuestra confianza... Todo ello, según avalan los estudios científicos, cuestiones que, si son tenidas en cuenta, favorecen una mejor experiencia de parto, menor necesidad de analgesia o instrumentalización y menor duración del proceso.

Y en estas conclusiones con base científica respecto a la experiencia y curso de los partos, e incluso de la influencia de estos en el postparto, se centran los nuevos modelos de atención al parto. Viendo así que parte de lo que hacíamos, enfocado al funcionamiento del sistema y no a la mujer y bebé que son protagonistas de ese parto, no favorecía realmente a quien debía. Muestra de ello son las recomendaciones de la OMS o la legislación sobre atención al parto que se está poniendo en marcha en algunos países como Argentina.

En ese punto de la historia del parto estamos: caminando hacia una atención cada vez más centrada en mujer y bebé.

Porque aquí hay otra cuestión importante: ¿y el bebé?

Parto vs. nacimiento

Según el derecho español, el bebé no nacido con vida no es reconocido como persona con derechos. Sin embargo, con cierta frecuencia sí se toman decisiones judiciales y médicas que se apoyan en ese derecho del no nacido cuando de parto hablamos. Algunas de ellas, contrarias al deseo de la mujer que tiene en su útero a dicho bebé y que está decidiendo por ambos respecto al parto o a cualquier otra cuestión.

La realidad es que, por norma general, el parto es visto desde el enfoque de la mujer que da a luz, el sistema de atención, los profesionales... y pocas veces desde el prisma del bebé.

Ya hemos hablado de cómo diversas prácticas o protocolos se introdujeron en los partos teniendo en cuenta al profesional.

Y es que, no en pocas ocasiones, se nos olvida que cuando se produce un parto, salvo que se produzca el fallecimiento del bebé, nace una persona cuyo proceso deberíamos contemplar, tal y como indican las últimas investigaciones.

Cada vez más la ciencia vincula el tipo de parto y la experiencia de madre y bebé en él a las diferentes etapas de desarrollo y las capacidades y habilidades que los bebés y niños desempeñan en cada una de ellas.

Pero mucho más atrás, comenzando por el propio embarazo, sabemos ya que el nivel de estrés alto y sostenido en el tiempo puede ser un factor a tener en cuenta tanto en el desarrollo cognitivo y sensorial como en el emocional. Esto tiene, entre otras, su explicación en cómo los niveles de cortisol altos (hormona del estrés) traspasan la placenta y llegan al bebé, haciendo que su cerebro genere patrones de respuesta a dichos niveles, permitiendo que algunas partes del cerebro en desarrollo se estimulen más que otras o causando descargas de cortisol de tal envergadura que puedan derivar en dificultades en el desarrollo a largo plazo en el niño o bebé e incluso en la edad adulta.

Toda esta evidencia está investigada y documentada, y en base a ella se mejoran los protocolos de atención a la maternidad y se crean nuevos. Sin embargo, socialmente se desconoce la importancia de la vida prenatal y del nacimiento en el desarrollo posterior. Por lo que se suele ir relegando a un segundo lugar el bienestar último del bebé, más por desconocimiento que por la voluntad de hacerlo.

Mientras, a las mujeres embarazadas se les sigue exigiendo el cumplimiento de ciertas normas sociales no escritas como mantener su ritmo de trabajo hasta prácticamente el día del parto pese a que sostengan niveles de estrés altos. O que den a luz en espacios y formas en las que ellas no se sienten tranquilas o seguras por diferentes imposiciones sociales o del sistema de atención. Y en todo este tipo de imposiciones o exigencias el bebé sigue recibiendo el estrés constante y creciendo (o naciendo) en medio de ese nivel de alerta que empuja a su cerebro a ponerse a la defensiva o a rendirse para sobrevivir.

Para atender a las necesidades reales del parto es necesario un cambio de visión que englobe al bebé desde antes de ese momento. Que apoye a las mujeres a tomar decisiones informadas y libres respecto a ellas y sus bebés, porque será lo que harán durante toda la crianza.

Debemos entender que el parto es también un nacimiento, y actuar en consecuencia.

La doula en el parto

Así las cosas, con partos alejados de la cotidianidad, marcados demasiadas veces por protocolos con visión parcial o no actualizada de las necesidades reales, con una sociedad que valora únicamente si el bebé y la mamá terminan el proceso vivos, y que considera, todavía mayoritariamente, que los partos los hacen los profesionales sanitarios y no las mujeres y bebés con el apoyo de estos sanitarios, ¿qué hacemos las doulas en los partos?

— *¿Entonces qué tenemos que hacer en un parto?*
— *¿En qué parto? ¿El tuyo o el de una mujer que acompañas?*
— *En un acompañamiento, Bea. ¿Qué hacemos para acompañar un parto?*
— *¿Qué haces para acompañar otros momentos de la maternidad?*
— *Estar para esa mujer o esa familia.*
— *¿Y cuál crees que debe ser tu papel en el parto entonces?*
— *¿Estar para ellos a su lado?*
— *O donde esa mujer decida. En el hospital, en casa con la matrona, en tu casa estando para ella a distancia y dispuesta a salir a su encuentro si te lo indica...*
— *¿Pero cómo la voy a acompañar a distancia?*
— *¿La libertad y potestad de decidir cómo quiere ser acompañada es de la mujer?*

— *Sí.*

— *Entonces, mientras su decisión no incumpla tus funciones y código ético, ella es quien decide en última instancia si estás o no.*

— *Y si me pide que esté en el hospital, ¿qué hago?*

— *En un parto, sea donde sea, la doula sigue sin ser un elemento de intervención activa, sigue sin modificar de forma interventiva la situación. Nos mimetizamos, nos hacemos invisibles para todo y todos, pero estamos pendientes de si la mujer necesita algo que podamos aportar. Si la mujer levanta la mirada, encuentra la nuestra. Si la mujer alarga la mano para sostenerse o coger agua, encuentra que estamos preparadas para ella. Pero ni proponemos, ni decidimos, ni aconsejamos, ni manipulamos... Acompañamos.*

Esto es lo que explicamos a las nuevas doulas cuando hacen la preparación para ser doula. No, la doula no te indica cómo respirar, empujar, no te hace masajes, no te da remedios ni aplica terapias. Recordamos el capítulo 1 de este libro, ¿verdad?

La doula no hace el parto de ninguna mujer, no está para rescatarla de una mala experiencia de parto ni para garantizarle un parto gozoso. No está para defenderla de nada o nadie, ni para evitar que tome decisiones que quizá no son las que la mujer tenía pensadas en su parto.

La doula está por y para la mujer de parto en cada momento, sea cual sea. Sin usurparle decisión, comunicación o espacio, sino ofreciéndole atención y escucha más allá de la auditiva. Sin expectativas.

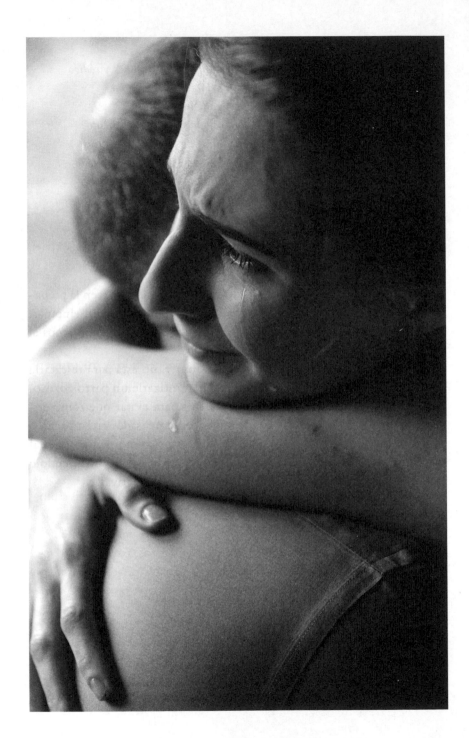

9
Cada camino,
un acompañamiento

L a llamada que más odiamos todas las doulas es la de la horrible noticia, la que comienza entre sollozos o voz entrecortada por algo como: el bebé ha fallecido.

Cuando me formé como doula ya había perdido a mi primer bebé y había pasado por un embarazo patológico, así que sabía perfectamente que la maternidad tiene muchas caras, muchos caminos... Y que las familias muchas veces desean tener en ellos a esa persona que les acompaña, a esa doula.

Y esa llamada terrible que deseas que jamás nadie deba hacer —y otros momentos en los que las familias sienten que necesitan o quieren a la doula a su lado— es con frecuencia el principio de un acompañamiento muy distinto a ese supuesto estándar de embarazo, parto y postparto felices que solemos ver socialmente. Porque, ¿es real ese estándar? ¿Cuántos embarazos, partos, postpartos, crianzas e historias de búsqueda de la maternidad se ajustan a ese supuesto estándar?

Infertilidad

La OMS identifica la infertilidad como «una enfermedad del sistema reproductivo masculino o femenino consistente en la imposibilidad de conseguir un embarazo después de 12 meses o más de relaciones sexuales habituales sin protección. La infertilidad primaria es la incapacidad de lograr un embarazo, mientras que la infertilidad secundaria se refiere a no poder conseguir un embarazo después de una concepción previa». Sin embargo, la definición clínica añade a esta definición el que el embarazo llegue a término con el nacimiento de un bebé, y también reduce el tiempo de búsqueda del embarazo antes de declararse infertilidad a 6 meses en el caso de mujeres de más de 35 años.

Se estima que la cifra de parejas que viven la infertilidad ronda entre el 15 y 20 % en nuestro país. Es decir, que 1 de cada 5 parejas tienen dificultades para tener descendencia sin intervención médica.

Pero las cifras, las pruebas, los tratamientos y consecuencias de los mismos, las cuentas económicas que muchas de estas parejas han de hacer para lograr tener a sus bebés, la vivencia hasta que los tienen, las renuncias que viven y la propia renuncia al deseo de ser padres, incluso, suponen un camino que va mucho más allá de lo médico, social y logístico. Es una experiencia en la que viven emociones de una intensidad altísima en las que muchas parejas deciden ser acompañadas y a veces tratadas por parte de psicólogos o psiquiatras porque precisan más que un acompañamiento para vivir todo ese torbellino e integrarlo en su experiencia vital.

Socialmente se da por hecho que todos somos fértiles, que todo irá bien cuando deseemos tener hijos. Pero la realidad es diferente, y habitualmente nos damos cuenta de ello cuando nos damos de bruces con que somos parte de ese *1 de cada 5*.

Ahí comienza un camino de búsqueda de respuestas y soluciones. Analíticas, pruebas más o menos invasivas, cifras que separan lo bueno de lo malo y el dictamen que nos ubica en el apto o no apto para tener hijos. Que nos da posibilidades y opciones que conllevan unas renuncias u otras, o directamente nos muestran la imposibilidad de concebir a nuestros hijos, teniendo que buscar así otros caminos que quizá no nos habíamos planteado.

Lo primero que debe asumir una pareja con diagnóstico de infertilidad es que su cuerpo, según los resultados de las pruebas médicas, está roto. No hace lo que se supone que debería hacer de modo natural. Y sentirnos rotos o incapaces de hacer algo que supuestamente todos podemos hacer es muy desconcertante y, a veces, doloroso y difícil de asumir.

De repente nuestra autoimagen cambia porque sabemos algo sobre nosotros mismos que no sabíamos y que, evidentemente, no nos es agradable.

Y todo lo que afecta a nuestra autoimagen hace lo propio con nuestra relación con nosotros mismos en general y con quien y lo que nos rodea. Tenemos un cambio en nuestra identidad.

Cuando a mí me diagnosticaron infertilidad pasé a ser Bea, gallega, bajita, morena, delgada, trabajadora, pareja, amiga, hija, hermana... infértil. De repente me sentía menos valiosa que otras mujeres que sí eran fértiles, que sí se habían podido quedar embarazadas y habían podido tener a sus bebés preciosos y sanos. Y eso, la verdad, no es bonito de asumir.

Pero antes de ese punto las parejas pasan, como mínimo, por:

— detalle y revisión de la historia clínica previa y los comportamientos sexuales de la pareja;
— analíticas de sangre para identificar el grupo sanguíneo, determinar si existen ETS y serología;
— recuentos hormonales y de coagulación;
— seminograma;
— ecografía u otras pruebas diagnósticas por imagen, como la histerosalpingografía;
— en caso de sospecha de causa genética, estudios referidos a ella.

Cada prueba es un examen más en el que se expone nuestra intimidad física individual y sexual como pareja, un aprobado o suspenso, una puerta que se abre o se nos cierra de golpe delante. Así que, al momento del diagnóstico, muchas parejas llegan extenuadas emocional, psicológica y físicamente. Y también a los posibles tratamientos a los que puedan acudir.

— Inseminación artificial
— Fecundación In Vitro (la famosa FIV)
— Ovodonación o donación de esperma
— Adopción de embriones
— DGP (Diagnóstico Genético Preimplantacional).

Cada uno de estos tratamientos implica una renuncia que va *in crescendo*. Comenzamos por asumir que necesitamos intervención médica para algo que entendíamos como natural y renunciar a la concepción que imaginábamos de nuestro bebé, de ahí pasamos a tener que estimular nuestras hormonas, renunciar a que nuestro bebé tenga nuestra genética o la de nuestra pareja… y, aun habiendo pasado por todas las pruebas y tratamientos que imaginemos y más, en ocasiones no hay respuesta del porqué y qué hacer. O la respuesta es: imposible.

Por ello, cada vez más de estas parejas buscan el acompañamiento de la doula. Doula que no espera que decidan continuar hasta conseguir tener a sus hijos, o que no lo hagan porque les resulte muy duro, doula que no les va a decir qué deben comer, hacer, pensar o imaginar. Que está en cada paso del camino en el que ellos lo desean, y que saben que les indicará cuando lo que plantean excede sus funciones para que puedan ser atendidos por el profesional que proceda.

Embarazo

¿Cuántos embarazos habéis vivido de cerca? De cerca de verdad.

No me refiero a amigas o compañeras de trabajo, sino a mujeres embarazadas con las que hayáis convivido o compartido momentos de intimidad que hayan dado espacio incluso a expresar los pensamientos de rechazo a ese embarazo por parte de la mujer que lo vive. Yo he tenido el privilegio de estar en muchos y para muchos embarazos de ese modo. Y digo privilegio porque el embarazo, como el parto o la maternidad en general, ha pasado a ser algo muy poco social, aunque se muestre mucho, porque lo que se muestra es una parte de felicidad que no refleja el día a día en el que surgen mil situaciones y sensaciones que no suelen salir en las portadas de las revistas de maternidad.

Las embarazadas en nuestra sociedad, como comentamos, a lo que les exige la sociedad como personas se le añade lo que se les exige por ser mujeres y suma lo que se les exige por estar embarazadas y a pesar de estar embarazadas. El nivel de exigencia y la sensación de que ellas no están controlando su propio proceso es muy habitual que les haga sentir un altísimo estrés en el embarazo. Y ese nivel se multiplica si, adicionalmente, se encuentra alguna patología en madre o bebé, o existe previa al embarazo.

La mujer embarazada en nuestro país es tratada desde una paradoja tremenda que trata de satisfacer todas esas exigencias de las que hablábamos. Es decir, que por un lado se le pide que mantenga su ritmo de vida con la afirmación de que «el embarazo no es una enfermedad», pero por otro lado el control con lo que hace respecto a la preparación para el parto, lo que come e incluso lo que piensa es férreo, y de cara al último trimestre es tratada como una especie de *bomba de relojería* que está a punto de estallar y debe hacerlo rodeada de los artificieros y alejada de los demás porque si no será terrible.

Ejemplo de esta dicotomía es el hecho de que muchas empresas esperen que las mujeres trabajen hasta las últimas semanas del embarazo, y que a muchas de ellas no se les dé la baja previo al parto salvo que apenas se puedan mover. Miles de mujeres que tienen puestos de trabajo en los que desarrollan un gran estrés o en los que están en situaciones de riesgo para el bebé ignoran incluso que pueden solicitar una baja por riesgo en el embarazo, o encuentran dificultades para ello. Y ya no digamos mujeres que son trabajadoras autónomas cuyos negocios dependan de ellas. Porque, como dijo una vez un facultativo a una mujer: «El embarazo no es causa de baja porque no es una enfermedad. Te la doy porque la ciática no te deja moverte».

Y la muestra de que somos bombas de relojería la tenemos en la prensa casi a diario en algún lugar del mundo cuando alguna mujer se pone de parto fuera de un hospital y, sea o no un parto de riesgo, a quien lo atiende de forma improvisada se le da más importancia y protagonismo que a la propia mujer que ha sido quien realmente ha parido, y que al bebé que ha nacido.

Todo esto salpicado de ese sentir popular de que las mujeres nos volvemos locas cuando nos quedamos embarazadas, y de ese trato condescendiente e infantilizador que se nos da cuando manifestamos mayor sensibilidad en algún momento del embarazo. Trato, por cierto, ofrecido desde la simplificación del proceso de adaptación del cerebro de la mujer durante el embarazo a la futura crianza y su desconocimiento.

Donald Woods Winnicott, pediatra, psiquiatra y psicoanalista inglés, introdujo un término que explica la sensibilidad, especialmente en el tercer trimestre de embarazo y que la ciencia ha avalado con pruebas que muestran los cambios del cerebro de las mujeres embarazadas. Se trata de la *preocupación maternal primaria*, y Winnicott lo definió como un estado de «sensibilidad exaltada» que sería considerado por sí mismo una enfermedad de no ser por el embarazo.

La teoría de este científico es que la parte más emocional e instintiva de la madre se activa en el último trimestre para prepararla de cara a la escucha y respuesta de las necesidades del bebé y las exigencias de la primera crianza. Enfoca a la mujer a la identificación y conexión emocional con el bebé, que no sabe comunicarse con palabras, para encontrar el lenguaje y la escucha que les permita conectarse y facilitar la crianza desde ese punto.

Es decir que, como en muchas otras ocasiones, la sociedad resta importancia o califica de negativo un recurso fisiológico de supervivencia de la especie.

Así las cosas, y habiendo un gran desconocimiento general sobre lo que las matronas pueden aportarnos a las mujeres más allá del parto, a lo largo de toda nuestra vida fértil, son muchas las mujeres que realmente se sienten solas estando rodeadas de personas. Que no saben para qué pueden acudir a su matrona, o que existen grupos de encuentro de mujeres embarazadas o que acaban de parir, o que hay asesoras en diversas cuestiones de crianza que se están planteando, y qué formación debería tener realmente cada una de ellas.

Y ahí está la doula, en todas esas dudas o quizás miedos, en todas esas decisiones. Sin intervenir diciéndole qué decisión tomar. Pero abriendo todas las puertas que la mujer crea que pueden serle útiles, decida o no tenerlas en cuenta. Sin esperar nada de la situación.

Tanto es así que los mayores halagos que he sentido de mujeres que he acompañado han sido en situaciones en las que han decidido cosas que ni imaginaban de entrada, y me lo han contado sin temor, sin medias palabras ni tapujos. Simplemente con libertad. A veces expresando que precisamente me lo contaban porque se sentían en confianza para contarlo sabiendo que yo no esperaba ninguna decisión en concreto en su experiencia.

— *¿Recuerdas todo lo que hemos buscado y hablado sobre lactancia, y las asesoras de las que hablamos?*
— *Claro. ¿Necesitas que busquemos algo más?*
— *No. Solo te quiero contar que he decidido no seguir con la lactancia materna, y estoy genial.*

— ¿*Has decidido no seguir?*

— *Sí. ¿Qué te parece?*

— *A mí me parece que, si es lo que quieres y sientes, es perfecto. Porque si es perfecto para ti, lo es para todos.*

— *Eres la primera de fuera de mi casa a la que se lo cuento. Porque llevo tantos meses dando la lata con la lactancia, y llorando por la de mi hijo mayor que no pudo ser... Que no sé cómo lo va a recibir el resto del mundo.*

— *El resto del mundo no son tú, ni han de hacer tu vida y la crianza de este bebé.*

— ¿*Ves? Por eso te he llamado a ti después de contárselo a mi marido. Sabía que no te sentirías defraudada, sino contenta solo porque yo lo estoy.*

Duelo

Cuando perdí a mi primer bebé, en el año 2007, sentí la más inmensa soledad que se pueda imaginar. Estaba en una especie de nube desde la que veía lo que estaba sucediendo, pero no era capaz de sentirlo de verdad.

La pérdida de ese bebé se unió a una infección uterina que casi termina con una histerectomía antes de cumplir los 30 años. Así que se añadieron, a la propia pérdida, momentos de mucho estrés, escenas traumáticas y riesgo para mi supervivencia. Recuerdo salir del hospital casi un mes más tarde sintiendo que nunca podría asumir todo lo sucedido y necesitaba meterlo en un cajón para echar la llave y no volver a mirar dentro.

Al fin, nadie hablaba de los bebés que no llegaban a nacer, y los que hablaban de ello lo hacían como si no tuviera importancia. Así que decidí seguir la corriente y «pasar página».

Pero creedme cuando os digo que los duelos no se pueden esconder eternamente y no se pueden esconder en un cajón. Esconderlos no funciona porque siguen latiendo bajo la alfombra o dentro del cajón, como latía el corazón del relato de Edgar Allan Poe. Ese fue el embarazo de mi hija mayor: el corazón delator.

En nuestra sociedad los duelos en general no se atienden, algo terriblemente curioso porque la vida está llena de pequeños y grandes

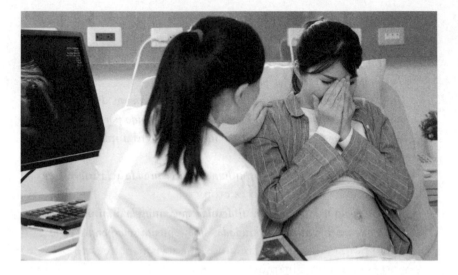

duelos. Momentos en los que terminan situaciones, relaciones, perdemos cosas o personas. Desde nuestra salud, posición económica o algún bien, a la pérdida de personas o seres vivos amados en general.

Sigmund Freud definía el duelo como «la reacción frente a la pérdida de una persona amada, o de una abstracción que haga sus veces, como la patria, la libertad, un ideal, etc.». Este mismo autor relaciona la intensidad y duración del proceso de duelo en sus fases más agudas con la importancia y vínculo que tenga la persona de duelo con lo que ha perdido, así como con las circunstancias «agravantes» que se puedan dar alrededor de esa pérdida. También este y otros científicos lo identifican como un proceso natural que no debe ser considerado en sí patológico.

Es decir, que el duelo es un tema que la ciencia, y más concretamente la psicología, ha tratado desde hace más de un siglo, pero sigue siendo un tabú en nuestra sociedad pese a ello, del mismo modo que lo son otros procesos o manifestaciones emocionales como la frustración, el enfado, la rabia y la tristeza, venga o no de un duelo. Estamos en una sociedad en la que ser emocional es casi una patología. Y en esa sociedad, millones de personas viven sus duelos a diario.

La prueba del desconocimiento general sobre el proceso de duelo y sus implicaciones es que solemos relacionarlo con la pérdida de un ser querido con el que hemos compartido gran parte de nuestra vida, pero pocas veces con cambios en nuestra situación, salud, residencia, trabajo, etc.

Las pérdidas que más se suelen dar en la maternidad son:
— Duelo por la pérdida de la fertilidad o de nuestra creencia de
tenerla
— Duelo por la pérdida gestacional o neonatal
— Duelo por el embarazo, parto o postparto gozosos que
terminan no siendo como imaginábamos
— Duelo por la salud en el embarazo cuando se dan patologías
en el mismo
— Duelo por la salud del bebé que resulta tener algún problema
de salud que se soluciona o es crónico
— Duelo por la madre/padre o familia que imaginábamos que
seríamos y no sentimos ser
— Duelo por la crianza que creíamos que sería para nuestro bebé
y no es como imaginamos
— Duelo por la lactancia materna que tal vez no hemos
conseguido
— Duelo por el cuerpo que teníamos y ya no tenemos tras el
parto
— Duelo por la imposibilidad de tener hijos.

Cada duelo tiene su propio proceso, y algunos, de hecho, se solapan porque continuamos en una vida en movimiento que nos empuja a seguirla, o en un proceso que nos va sumando duelos porque esperamos poder tener a nuestro bebé tras el duelo.

Y todos esos duelos tienen diversas etapas que no nos llevan a «superarlos», sino a aprender a vivir en nuestra nueva realidad tras la pérdida. A aprender a adaptarnos.

El más famoso modelo de las etapas del duelo es el de la psiquiatra Elisabeth Kübler-Ross, que centró sus investigaciones y trabajo en el duelo tanto desde el prisma de la persona que está despidiendo la vida como desde el de la familia o seres queridos que se despiden del que fallece. De hecho, además de introducir la teoría de las 5 etapas o fases del duelo, también introdujo la mariposa como símbolo del tránsito de la vida a la muerte. Este símbolo ahora está ampliamente extendido y, en casos de muerte peri o neonatal, identifica a muchas familias y es utilizado en diversos centros hospitalarios para que los profesionales

sanitarios sepan que, con los padres de esa habitación, se debe aplicar el protocolo de duelo. Las 5 etapas que Kübler-Ross identifica son:
— Negación
— Ira
— Negociación
— Depresión
— Aceptación.

Otros investigadores, como Horowitz, Bowlby, Clark o D'Angélico, describieron las etapas o fases del duelo desde otros prismas y con otras definiciones, pero si en algo coinciden todos es en el hecho de que se trata de un proceso natural de respuesta a una pérdida que nos lleva a una adaptación tras la misma. Y en el hecho de que el duelo tiene procesos cíclicos. Es decir, que no se cura o se supera, sino que se procesa y genera una nueva forma de estar en la vida con esta nueva realidad, y que puede verse reabierto por hechos que sucedan y que requieran un nuevo posicionamiento.

Cuanto más trascendental fuera quien o lo que hemos perdido, más intensidad y más ciclos de reapertura para asumir todo lo que la pérdida cambia y cómo nos afecta.

Las doulas formadas en acompañamiento en duelo (la inmensa mayoría de las doulas no están formadas en procesos de duelo, infertilidad, adopción y otros) no relacionan, como el resto de los profesionales formados en duelo, el duelo como la pérdida de una persona, sino como el sentir que hemos tenido una pérdida, por ello las doulas formadas realmente en duelo no acompañan solo cuando fallece un bebé o niño.

Postparto

Eran tiempos felices aquellos en los que creíamos eso de que el postparto es solamente la cuarentena posterior al parto. ¿O no lo eran y simplemente nos callábamos lo que sentíamos por miedo a que nos llamaran locas o nos diagnosticaran depresión postparto? Personalmente siempre he pensado que solo conocer me da libertad para decidir, así que prefiero saber que ni de lejos el postparto se limita a cómo el útero vuelve a su posición anterior al parto o a la más aproximada posible.

La RAE define el postparto como el «periodo que transcurre desde el parto hasta que la mujer vuelve al estado ordinario anterior a la gestación». Y esa es la definición más extendida, por mucho que sea bastante simplista.

Generalmente a este periodo se le denomina cuarentena, teniendo la palabra su origen en la duración aproximada de este periodo de unos 40 días que se utilizaba como tiempo de aislamiento preventivo durante la época de la peste. Aunque a día de hoy la palabra cuarentena la aplicamos a otras muchas circunstancias en las que se mantiene en espera o suspenso a una persona o situación de modo preventivo, el uso de la equivalencia entre postparto y cuarentena está muy extendido.

Sería lo que podríamos llamar el primer postparto físico, pero está muy lejos de ser el postparto completo. De hecho, muchas mujeres tienen loquios o entuertos de *recolocación* del útero más allá de los 40 días.

Durante esta cuarentena la mayor parte de las culturas tradicionalmente evitan las relaciones sexuales, y en algunas la mujer de postparto es cuidada por otras mujeres de la comunidad para que pueda dedicar su energía y esfuerzos a la lactancia y supervivencia del bebé que acaba de nacer y a su propia recuperación física. Sin embargo, en algunas sociedades, por ejemplo, en varias del continente africano, el postparto se extiende mucho más porque se entiende la lactancia materna como un medio de supervivencia básico para el bebé. Son sociedades en las que la lactancia materna, el porteo y el colecho no son «modas» o «modernidades», sino parte de la crianza habitual durante los 2 a 3 primeros años de vida del bebé.

La mirada que tenemos en nuestra sociedad del postparto es bastante simplista. Suele implicar esa cuarentena o la duración de los permisos de maternidad (actualmente en 6 meses), ya que se enfoca en la visión del postparto como una experiencia de la mujer como ser independiente de su bebé. Y eso es un gran error.

Por una parte, el cuerpo de la mujer no revierte los cambios del embarazo en menos de entre 9 y 12 meses en caso de un parto vaginal, añadiéndose más tiempo en el caso de un nacimiento por cesárea. Es decir, que incluso con los permisos de maternidad actuales, en nuestro país las mujeres vuelven al trabajo en pleno postparto físico todavía. Algunas de ellas con secuelas físicas del embarazo, como diástasis abdominales que derivan con frecuencia en dolores de espalda crónicos o problemas de incontinencia urinaria por verse afectados, por esta pérdida de contención muscular, la faja abdominal y el suelo pélvico. Otras vuelven al trabajo en plena crisis de lactancia de sus bebés o se ven obligadas a elegir entre dar lactancia materna a su bebé, aunque sea a través de un biberón o similar, o reducir su jornada con la consiguiente pérdida económica para su sustento.

Es decir, que el postparto tampoco dura 6 meses, ni siquiera a nivel físico.

¿Pero qué sucede a nivel psicológico y emocional? ¿Cuánto dura ese postparto?

Es totalmente imposible responder a ello sin entender la crianza y sus implicaciones en el proceso de postparto no solo físico, sino también emocional y psicológico de la mujer. Y en todo ese proceso la doula debe acompañar cuando así lo decide la mujer, siempre desde la comprensión y conocimiento del proceso, y el no desear o esperar que la mujer tome ninguna decisión en concreto.

Crianza

— *¿Pero cuánto tiempo va a durar la crianza de este niño?*

— *Lo que decidamos él y yo, supongo.*

— *Pero es que tiene 2 años y tiene una mamitis que no es normal.*

— *Ja, no. Lo que no sería normal es que tuviera fontaneritis, pero que reclame a su madre presencia y cariño sí que es normal. Si se la pide al fontanero de verdad que me asusto.*

— *¡Qué cosas dices! Cómo le va a pedir cariño al fontanero, que no lo conoce. Te lo pedirá a ti.*

— *¿Ves? Todo normal, entonces.*

La gran pregunta es: ¿cuánto dura la crianza? Bueno, depende del objetivo que entendamos en esa crianza.

Si entendemos como objetivo de la crianza la atención de las necesidades del bebé y niño hasta que termina sus primeros periodos de desarrollo, desde cuyas bases puede seguir construyendo su yo el resto de su infancia y adolescencia (y etapa adulta), la respuesta está más en el niño que en el adulto que lo cría.

Comenzando por el principio, las teorías del apego hablan de esa figura de apego primaria que es nuestro anclaje al mundo. A esa persona es a quien podríamos entregar nuestra supervivencia con confianza ciega y, de hecho, mientras somos bebés es lo que hacemos. La naturaleza prevé esa necesidad de tener cuidados para la supervivencia creando ese apego intenso inicial con un adulto que cuando nacemos nos cuidará, alimentará y protegerá de los peligros del mundo. Entre ese adulto (habitualmente la madre que acaba de parir) y el bebé se produce una especie de canal de comunicación emocional, una identificación del adulto con el bebé y viceversa que se denomina *fusión emocional*.

En un proceso que marca nuestra supervivencia y gran parte de nuestro desarrollo cognitivo, sensoriomotriz, social y emocional, comenzamos a establecer vínculos desde ese inicial o primario que tiene mucho de mecanismo de supervivencia de especie. Es decir, el bebé no hace el pensamiento analítico de ver sus posibilidades y definir que tiene esa necesidad, sino que la cubre de modo instintivo.

Establecido ese vínculo de apego primario, esa figura de cuidado que será nuestro epicentro vital como bebés humanos, lo que va a guiar el camino a seguir será la cobertura de nuestras necesidades y desarrollo en cada etapa. Plantearemos al adulto que asume esa figura de cuidado hacia nosotros una serie de cuestiones a cumplir para apoyar nuestra supervivencia y desarrollo, apoyo que va de más a menos. Es decir, las *exigencias* de la crianza de un bebé recién nacido son más básicas, más de supervivencia y, por tanto, más de urgencia que las de la crianza de un pequeño de 5 años.

Cuando un bebé acaba de nacer come constantemente. Con el estómago del tamaño de una cereza, el riesgo de hipoglucemia en caso de no ingerir alimento en los tiempos necesarios para su cuerpo y la energía que necesitan emplear para mamar y digerir, así como la disponibilidad para cuidados referidos a la alimentación es casi constante. Es decir, que la crianza durante el primer mes exige disponibilidad prácticamente las 24 horas del día.

¿Cuándo comienzan a cambiar las cosas? A medida que la necesidad de alimentación es más espaciada, *a priori*, comienza a serlo también la atención que necesita el bebé. Sin embargo, hay un término que nos aclara una primera etapa de crianza bastante delimitada en el tiempo: exterogestación.

La exterogestación es un término utilizado para el plazo de aproximadamente 9 meses tras el parto. Se habla de que el bebé humano vive una gestación de 9 meses dentro del útero, y que necesita otro periodo de gestación extraútero de aproximadamente el mismo plazo.

Si nos vamos al desarrollo del bebé tiene bastante sentido, ya que próximos a los 9 meses los bebés ya suelen gatear o incluso conseguir mantenerse de pie agarrados a algo o dar pasos.

La antropóloga Patricia Aguirre sostiene que con el paso a la bipedestación del ser humano «las crías comenzaron a nacer tremendamente inmaduras, con solamente el 25 % de desarrollo cerebral y el resto del trabajo madurativo, un 75 % lo harían junto a sus madres, en el mundo exterior, pero protegidos por ellas, cerca de sus cuerpos y tomando la leche materna. Es lo que llamamos exterogestación».

Pero ¿terminan las necesidades del bebé hacia la figura de cuidados principal tras los 9 meses de exterogestación? La respuesta es conocer qué sucede en el desarrollo de los bebés a partir de ahí:

— explosión de la movilidad y la exploración del entorno de forma independiente
— construcción de su relación con el entorno que le rodea y lo que le hace sentir
— construcción de las respuestas a estos y otros estímulos
— explosión de la comunicación y el lenguaje
— desarrollo de la propiocepción (la percepción del propio cuerpo y sus límites) fuera del espacio contenido del útero y los brazos, portabebés, carrito o cuna
— experimentación sensorial con cada vez mayor número de estímulos
— experiencia con los límites corporales, físicos y la seguridad con la figura de apego
— inicio de las relaciones sociales una vez se sienten sólidas las domésticas y familiares o sociales más cotidianas y próximas.

Y todo esto... ¿cuánto tarda en desarrollarse realmente?

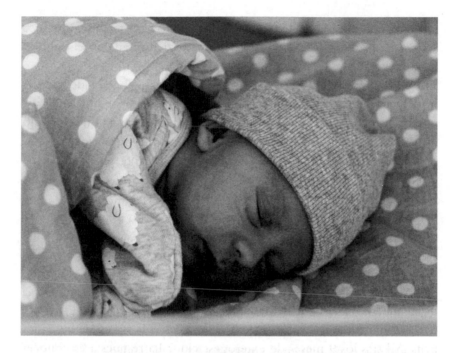

Contra lo que se traslada con frecuencia, los bebés de 6 meses no necesitan relacionarse socialmente porque su momento de desarrollo es otro. Los bebés de un año o dos años pueden comenzar a imitar comportamientos de aquellos que entienden como iguales, realizar juego en paralelo con ellos, o incluso comenzar a hacer algún juego social precoz. Pero es alrededor de los 3 años, dentro de los estándares de desarrollo y maduración, cuando los niños y niñas están en el momento de madurez que les permite iniciar relaciones sociales fuera del entorno de confianza, comenzar a hacer juego colaborativo, y el apego suele estar lo suficientemente seguro y maduro como para que lo hagan como una parte natural de su desarrollo.

Es decir, que la primera crianza (solo la primera crianza) realmente ronda los 3 años, aunque se divida en la etapa de precaminantes, de 0 a 1 año, y caminantes, que iría de 1 a 3 años.

Visto esto, hay que cuestionarse si creemos honestamente que el postparto puede durar unos meses si tenemos bebés que tienen necesidades emocionales y físicas marcadas por su desarrollo natural que siguen siendo intensas y requiriendo de la fusión emocional hasta cerca de los 3 años de vida. ¿O tal vez es lo que nuestra sociedad y el ritmo y exigencias de la misma necesita que dure?

Y la doula, ¿qué hace en ese proceso y en los anteriores?

Quizá hay algo que nos pueda ofrecer más sensación de autoconfianza, valor de nosotros mismos y capacidad que el tener a alguien que nos escuche, esté presente desde la comprensión, no pretenda que tomemos una decisión concreta y no espere de nuestro camino un resultado determinado, sino que confíe en nosotros al 100 %. Tal vez hay quien, además, conoce desde el prisma social, cultural y del desarrollo en general cualquiera de estos caminos, pero jamás juzgaría como bueno o malo lo que sintiéramos o lo que eligiéramos. Una persona que daría espacio y valor a lo que sentimos y pensamos, sea más o menos políticamente correcto, y jamás nos diría cosas como que «No te quejes, que tu hijo está sano», «Estás demasiado nerviosa para quedarte embarazada. Tienes que relajarte», «Tienes otros hijos vivos por los que tienes que estar contenta, aunque a este lo hayas perdido», «Todas las lactancias maternas son maravillosas, así que la tuya también lo es, aunque no lo veas», «Vomitar le pasa a todo el mundo en el embarazo. Es una felicidad»...

Tal vez tengamos una doula de verdad formada en estas experiencias de la maternidad a nuestro lado.

10
Otros caminos maternales

—*Tú* no sabes lo que es tener hijos, así que no puedes opinar.

Esa frase fue el inicio de la transformación de la cara de mi amiga, pero también la transformación de la energía que teníamos en ese momento entre todos los amigos presentes... Y el curso de la relación entre quien pronunció esa frase y su destinataria.

En aquel momento yo no tenía hijos ni planes inmediatos de tenerlos, pero aunque no estaba informada ni sensibilizada con las posibles situaciones que podría vivir alguien que no conseguía tener hijos de forma natural o que debía elegir entre tener hijos siguiendo caminos que jamás hubiera imaginado o renunciar a ello, me di cuenta perfectamente del daño que esa simple frase, dicha en un entorno lúdico, había causado.

Años más tarde supe que la persona a la que se dirigía esa afirmación se había apartado del grupo de amigos casi por completo porque se sentía juzgada y excluida mientras justamente necesitaba lo contrario. Estaba teniendo que hacer su propia elección sobre hasta dónde seguir el camino para lograr su sueño de ser madre, mientras su pareja hacía lo propio, decidir si podrían amar a un hijo o hija que no fuera genéticamente suyo y trataban de mantener una relación de pareja, un entorno laboral y social... y no volverse locos en el intento de sostener todo eso más lo que sucede cada día en la vida.

Su camino pasó por un proceso de adopción en el que se sintieron solos, examinados hasta la extenuación, con cero apoyos de las instituciones y, una vez tuvieron a su hijo, de nuevo soledad y juicio alrededor. Como si tuvieran que demostrar mucho más que si su pequeño fuera biológicamente suyo.

¿Y si quiero quejarme?

Una de las frases que más he repetido a madres y padres en las crianzas de sus pequeños es: «¿Tú crees de verdad que si esto te lo dijera yo me responderías que no tengo derecho a quejarme?». La respuesta siempre es que claro que podría quejarme y lo entenderían.

Aunque seguramente me intentarían hacer ver la parte positiva con la intención de animarme.

Hay una corriente que parece especialmente enfocada a idealizar la crianza y endulzarla hasta límites insospechados. Una corriente que hace que la mayor parte de las madres y padres (humanos todos) parezcamos ogros terribles y nos sintamos malas madres y malos padres un día tras otro de nuestra vida.

Hoy he gritado, hoy me he enfadado, estoy agotada, ya no puedo más… pero si la crianza es taaaaan maravillosa siempre, quizá el problema no sea la crianza, sino yo como madre o padre.

Y si, en general, la mayor parte de las familias que se preguntan o cuestionan si lo están *haciendo bien* se terminan sintiendo terribles personas y peores padres (de ahí con gran frecuencia los mecanismos de compensación que usamos con nuestros hijos), ¿podemos imaginar cómo se pueden sentir aquellos que llevan un camino que incluya duelos y renuncias previas a cosas que se daban por hecho, como por ejemplo la buena salud de sus hijos, su desarrollo conforme a los estándares o el tipo de crianza que imaginaban? Es decir, imaginemos que algo se sale del guion que imaginamos.

Para empezar, cuando tienes hijos el modo en el que llegas a ese momento es importante. No porque tus hijos vayan a ser mejores o más felices a consecuencia de la historia vital que haya tras su llegada, sino

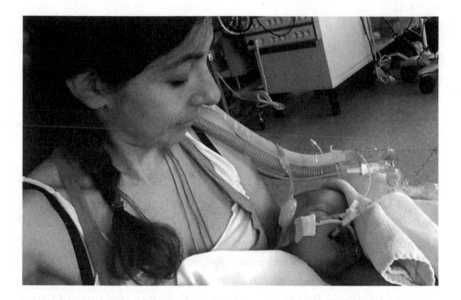

porque el cómo llegamos a la maternidad y paternidad marca en gran medida los padres que seremos.

Numerosos estudios y la propia lógica nos llevan a pensar en la evidente influencia de nuestra experiencia como hijos y cómo la misma normaliza ciertas respuestas o conductas en la maternidad y nos hace rechazar otras cuando somos padres. Pero no solo recibimos esa influencia de las figuras maternas y/o paternas que hemos tenido como hijos, sino también múltiples creencias, prejuicios sociales, informaciones que consideramos óptimas, exigencias y expectativas a cumplir si llegamos a tener descendencia.

Es decir, que los padres que seremos comienzan a construirse mucho antes de que seamos padres, incluso mucho antes de decidir serlo o no. Se construye desde nuestra etapa uterina, en la que ya comenzamos a establecer conexiones entre estímulos y respuestas a los mismos, incluidas las voces de quienes nos rodean. Y continúa desarrollándose toda nuestra vida. En cada momento nuestra madre o padre interior, el que seríamos si tuviéramos hijos, o el que nos gustaría ser o creemos ser en caso de ya tenerlos, está ahí, manejando la experiencia que tenemos con los niños propios y ajenos.

Ese mismo constructo que se produce ante la posibilidad de ser padres marca unas expectativas y baremos propios que hacen que imaginemos la crianza de nuestros futuros hijos de una forma. En el caso de tener pareja, también desplegamos sobre esa persona la expectativa de lo que esperamos de él o ella en la crianza de los pequeños. Pero a esos mismos pequeños también les asignamos un papel en esa construcción mental de nuestra familia.

Luego, queridos míos, llega la realidad. Y la realidad no se suele ajustar a lo que esperábamos.

A veces, las normas que creíamos correcto tener en la crianza se desmontan porque la realidad no permite que sean aplicables. Otras esperábamos un bebé tranquilo y tenemos eso que la sociedad llama un bebé «malo» (un concepto que sigo esperando que alguien me explique, la verdad), que reclama nuestra presencia o contacto constantes como (¡oh, sorpresa!) un bebé normotípico humano y sano que necesita desarrollar el vínculo con su figura de referencia primaria para crecer y desarrollarse. En otras ocasiones esperábamos que nuestra pareja fuera una madre o padre de un tipo y reacciona de forma diferente a lo esperado. O somos nosotros los que no somos la madre o padre que nos gustaría ser (en esta última me incluyo, y que salga de ella quien pueda).

La cuestión es que siempre (y digo siempre) tenemos expectativas sobre cómo será esa crianza. Desde poder seguir saliendo en pareja como antes (os deseo suerte con eso), a poder dormir la noche entera desde la primera semana (salvo que tengáis una salus o algún otro apoyo, eso no va a suceder porque vuestro bebé necesita comer), tomar siempre las decisiones perfectas (perfecto es aprender en el camino paso a paso) o simplemente tener una crianza estándar. «Como las de todo el mundo», como decía una amiga entre lágrimas hace unos años mientras leíamos juntas el informe que decía que su hijo necesitaba apoyo de logopedia.

Y en todas, absolutamente todas esas circunstancias y cualquier otra que rompa sus esquemas o que cree un duelo en ellos por las expectativas que tenían, tienen todo el derecho a quejarse, frustrarse y sentir que no está bien. Porque es lo que ellos sienten, y para la doula que está a su lado no hay una emoción que deba ser invalidada porque el origen sea algo sin importancia. Al lado de cada familia, lo importante lo marcan ellos.

Pero ¿cómo son las crianzas de todo el mundo?

Vengo a contaros un secreto a voces: la crianza perfecta no existe.

Hace unos años una mujer que no conocía de nada entró en mitad de la mañana en el espacio de doulas que yo gestionaba:

— *Eres doula, ¿verdad?*

— *Sí, soy Bea. ¿Buscas una doula?*

La mujer bajó las escaleras con los ojos vidriosos mientras suspiraba. Era evidente que iba a echarse a llorar.

— *Perdona, es que necesito… No sé lo que necesito, la verdad.*

Las lágrimas ya caían por sus mejillas y ella no veía ni el espacio en el que estábamos, así que me acerqué y la rocé levemente para guiarla a un rincón que no se viera desde la calle y acomodarla en una silla o cojines, según le pidiera el cuerpo.

— *Perdona, de verdad… es que vengo de fisioterapia porque no puedo más. Llevo 3 semanas de vuelta al trabajo tras la baja de maternidad y mi bebé es un amor, es precioso. Pero es que no deja de mamar toda la noche. No puedo más.*

Le acerqué un vaso de agua mientras se acomodaba en unos cojines y yo me sentaba frente a ella.

— *No puedo más. Estoy agotada, llego al trabajo y no rindo, pero en casa rindo menos aún. Le veo tan feliz cuando vuelvo que me siento mal por no tener energía para disfrutarle. Pero es que tengo 2 contracturas por la postura al dormir, porque necesita mamar y yo me quedo dormida mientras mama. Y a las 6 de la mañana otra vez arriba sin dormir, con todo el cuerpo dolorido. Y no puedo más.*

La miraba sin hablar. Ella me miraba, pero en realidad no me estaba viendo a mí, sino la oportunidad de soltar lo que necesitaba.

— *Pero es que algo está mal en mí. Todas las madres pueden, todas tienen tiempo para arreglarse, ir a la peluquería, jugar con sus niños, llevarlos a sitios… Yo no puedo. No sé ser madre. Todas están felices y yo estoy aquí llorando. Y no tengo derecho a hacerlo.*

— *¿Sabes cuántas de esas mujeres lloran en algún otro sitio?*

—¿*Tú crees que las que van arregladitas y toman café y llevan a los niños hechos unos pimpollos al parque lloran?*

—*Todas lloramos. O porque no llegamos, o por aquello a lo que renunciamos para llegar. Y la que no llora es porque no tiene con quién, cómo o estalla de otra forma.*

—*Seguro… Tienes razón. Yo es que soy muy de llorar. ¿Te importa si me quedo aquí en este rincón que me has dejado para llorar un rato?*

—*Es todo tuyo. Ahora no tengo ninguna cita. Y si viene alguien, le paro en la puerta para que tengas intimidad.*

Así, esa mujer encontró un lugar donde llorar. No sé exactamente cuánto tiempo pasó allí. El que necesitaba.

Al salir se llevó una tarjeta mía, le hablé de la existencia de psicólogas especializadas en maternidad. Tiempo después supe que para ella había sido SU doula.

Esta experiencia, que me hizo reflexionar mucho sobre las expectativas, exigencias y la autoimagen en la maternidad, es un ejemplo de lo que muchas madres y familias han sentido y sienten casi a diario. Y es tremendamente injusto, la verdad.

Pero lo es especialmente cuando, además, en la crianza de tus hijos aparecen palabras como «retraso madurativo», «retraso del lenguaje», «retraso motriz» o «dificultades del aprendizaje».

De repente, un día cualquiera, en el cole o la escuela infantil, o tal vez en la consulta de pediatría o enfermería, alguien te dice esas palabras y, como muchas personas a día de hoy, acudes al falso doctor Google o a las falsas sabidurías de las redes sociales. Esos lugares donde todo acaba en caos y destrucción, *amimefuncionismos* o *nuncapasanadismos,* están frecuentemente repletas de buenas intenciones, pero suelen carecer de prudencia como para indicarte que, en realidad, sin la base de una evaluación personal por parte de profesionales adecuados, te dejan palabras vacías. Podrán tranquilizarte o preocuparte, pero serán vacías.

Un altísimo porcentaje de niños necesitan apoyo terapéutico en algún momento de su desarrollo. Y eso implica un proceso de aceptación de esa realidad por parte de las familias y un camino de búsqueda de opciones válidas que encajen en la logística de tiempos, economía y

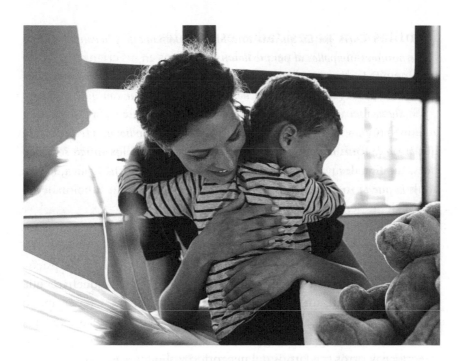

dinámica familiar, además de que este encaje se dé con profesionales con los que la familia pueda conectar y comunicarse, confiar para poder trabajar en equipo para apoyar a su pequeño o pequeña.

La mayor parte de las intervenciones terapéuticas son cuestiones en las que la unión del desarrollo natural del pequeño y trabajo dentro y fuera de la consulta hacen que el objetivo de la terapia se alcance en un tiempo razonable. Es decir, que se trata de familias en las que el niño no *está roto*, sino que *necesita un empujón*. Y eso suele ser aceptado de bastante buen grado por parte de las familias que, aun así, suelen comenzar incluso la terapia preguntando por la fecha de fin de esta. Y esto os lo puedo decir como especialista en atención temprana, más que como doula.

Estas familias viven el proceso como una situación transitoria, a veces con un equilibrio complicado entre la aceptación y el menosprecio de la situación, pero sabiendo que este apoyo necesario será momentáneo. Al fin, el niño está bien, ¿no?

Pero hay un porcentaje de población infantil cuyas familias deben aceptar otra realidad bien diferente.

Familias con necesidades especiales

¿Qué son las familias con necesidades específicas en sus crianzas? ¿Acaso no tenemos todos necesidades específicas en la crianza de nuestros hijos? Por supuesto que sí.

Si algo sabemos las doulas es que las necesidades de cada familia que acompañamos son totalmente únicas. Somos totalmente conscientes de que no hay fórmulas mágicas en la crianza para que los niños sean felices, funcionales y se conviertan en adultos de ese perfil (si es que hay adultos que sean felices el 100 % de su vida y se sientan funcionales el 100 % de su tiempo vital).

Pero las doulas formadas en crianza más allá de la normotípica sabemos bien que las familias que viven esas crianzas tienen retos específicos que viven de forma personal a su vez.

Son esas familias a las que llega algún diagnóstico que hace que siempre (o durante un largo tiempo al menos) debamos tener apoyo terapéutico:

— TDA/H
— TEA y otros trastornos del neurodesarrollo
— Enfermedades raras que puedan afectar al desarrollo integral del pequeño
— Dificultades de percepción sensorial
— Parálisis cerebral con orígenes diversos.

Hay múltiples causas por las que un niño o niña puede necesitar apoyo en su desarrollo durante muchos años. Y son muchas las familias a las que esto les afecta. Algunas de ellas tienen hijos con diversos grados de discapacidad, de hecho, la Encuesta sobre Discapacidad, Autonomía personal y situaciones de Dependencia (EDAD 2008), estima que en España hay alrededor de 130.000 pequeños menores de 15 años con discapacidad. Es decir, el 2 % del total de niños y niñas menores de 15 años en el territorio nacional. Pero la realidad es que un 10 % de los niños y niñas de nuestro país necesitan intervención de Atención Temprana para apoyar su desarrollo.

Estas cifras son en realidad personas. Cada uno de esos 130.000 niños tiene una familia y un entorno socioafectivo con un proceso que, en muchos casos, se prolongará en el tiempo incluso de modo indefinido, y deberán asumir y procesar para adaptar a ese pequeño y ese proceso su vida (la que tienen y la que esperaban tener).

Familias y niños que viven procesos de evaluación y diagnóstico que a veces se prolongan durante años antes de llegar a una respuesta en un camino que cada día recorren con demasiada frecuencia en soledad, o sintiendo al menos que están solos mientras, además, en ocasiones compaginan crianzas de otros hijos e hijas que también tienen sus propias necesidades.

Estas situaciones suponen a veces un camino en el que se pone a prueba cada día a los miembros de la familia, sosteniendo un alto nivel de estrés prolongado que requeriría de apoyo psicológico con toda seguridad. De hecho, el porcentaje de rupturas en las parejas que tienen hijos con algún tipo de discapacidad o diagnóstico que afecta al desarrollo de sus hijos es muy elevado.

Si recordamos cuando hablábamos de duelo, veremos que parte del proceso que viven las familias con hijos con necesidades terapéuticas a largo plazo tiene un alto componente de duelo. Pero ¿cómo reconocer y atender esa parte de su experiencia vital mientras trabajan, acuden a médicos con sus hijos, tramitan documentos para que sus hijos sean atendidos, se preocupan por su estado y sostienen sus propias emociones y vida diaria?

Y ¿cómo hacerlo si, además, una gran cantidad de niños que precisarían apoyo y terapia no lo reciben porque el sistema no alcanza a atenderlos?

A lo que implica la crianza de los hijos, sumamos cosas como la cantidad de días que debemos pedir en el trabajo para llevarlos a citas médicas, el desembolso económico que suponen todos esos desplazamientos, las preocupaciones extra por el futuro de nuestros hijos, la búsqueda de información sobre cada opción y lo que implica, el trabajo de apoyo extra diario que precisan esos niños o la búsqueda de recursos privados que no siempre podemos pagar, pero sí son necesarios para nuestros pequeños.

Parte de esos bebés o niños que tienen necesidad de terapia son bebés que han nacido de forma prematura ya que, pese a la disminución de la prematuridad que la atención a la salud prenatal ha conseguido, seguimos teniendo un índice de prematuridad que ronda el 8 % en nuestro país.

Nacer antes de lo esperado

Se considera parto de un embarazo a término aquel que se produce entre las 37 y 42 semanas de gestación contadas desde la FUR (fecha de última regla). Aquellos bebés que nacen a partir de la semana 42 son considerados postérmino, y los nacidos antes de la semana 37 prematuros. Pero hay diferencias enormes dentro de los prematuros tanto por el propio desarrollo individual como por la semana de gestación en la que nacen.

Por ello se dividen entre:

— Prematuros tardíos: entre la semana de gestación 34 y la 36+6 días
— Prematuros moderados: entre la semana de gestación 32 y la 33+6 días
— Grandes prematuros: entre la semana de gestación 28 y la 31+6
— Prematuros extremos: los nacidos antes de la semana 28 de gestación.

Son estos últimos los que suelen tener más riesgo para su salud, requerir mayor cantidad de intervenciones para salir adelante y, a su vez, las consecuencias de los tratamientos para resolver los problemas de salud que van surgiendo en su camino a llegar a casa hacen que tiendan a tener más posibilidades de tener secuelas (lo que llamamos morbilidad) y a más largo plazo. De hecho, los estudios sobre prematuridad extrema hablan de «excepcional» que un bebé nacido antes de la semana 23 de gestación no tenga morbilidad mayor, mejorando las opciones tanto de supervivencia como de menor morbilidad con cada semana de gestación que avance antes del nacimiento.

Gran parte de los prematuros han de tener oxigenoterapia, sonda de alimentación, medicación para ayudar al funcionamiento de riñones o pulmones, aislamiento sensorial e incluso intervenciones quirúrgicas en algunos casos. Cada día es un nuevo reto para estos bebés, los profesionales sanitarios que les atienden y las familias que intentan sostenerlos mientras se sostienen a sí mismas.

Esto implica que cuando el alta llega y vuelven a casa con sus bebés, las familias vienen a veces de meses de ingreso, de estrés sostenido, de

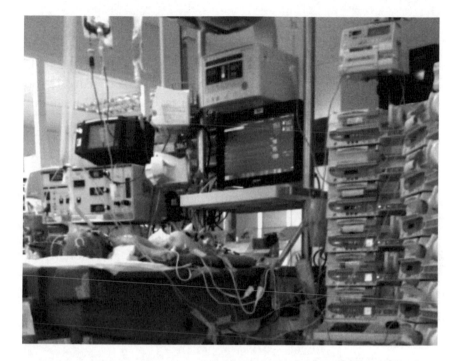

toma de decisiones urgentes e importantes que a veces no tienen una opción claramente mejor que otra, de miedo un día tras otro y aislamiento. Porque, como sucede con aquellos bebés que nacen con problemas de salud graves, las familias viven el puerperio en un hospital, donde establecer vínculos con el bebé y familiares es tremendamente difícil no solo por el entorno, sino por la propia situación emocional de cada uno de los implicados en esa experiencia.

Los bebés prematuros y los que nacen con problemas de salud tienen en común ese desgaste emocional y físico con el que con frecuencia se llevan a sus bebés a casa. Ese estado de alarma constante en el que han vivido semanas o meses no desaparece con un chasquido de dedos. Y eso es algo que rara vez se suele contemplar y las doulas especializadas en prematuridad y bebés con problemas de salud conocemos muy bien.

Jamás estamos para quitar el miedo a las familias o decirles que ya pasó todo. Tampoco para diagnosticarles una depresión o un duelo patológico. Estamos para escuchar, comprender y buscar con ellas las herramientas que crean que pueden precisar para vivir su experiencia y hacer su camino.

EVOLUCIÓN DE LA TASA DE MUERTE PERINATAL EN ESPAÑA	
AÑO	FALLECIDOS POR CADA 1000 NACIDOS
2020	4,17
2019	4,37
2018	4,34
2017	4,40
2016	4,43

Datos de referencia: **Indicadores de Mortalidad Infantil INE**

Es en estos acompañamientos y en los de duelo en los que con más frecuencia descubrimos lo poco que se conoce a los profesionales de psicología especializados en el área perinatal, ya que no pocas familias sienten que necesitan apoyo psicológico, pero no encuentran el tipo de profesional que encaje con su necesidad.

Entre la vida y la muerte

Mi primer acompañamiento de una familia en UCIN fue a una madre de gemelos que nacieron con graves problemas de salud. Problemas que se habían detectado pero que de mostraron ser muchísimo más graves una vez nacidos.

La madre tenía otro hijo que permanecía en casa mientras ella pasaba todo el tiempo posible dividida entre las dos incubadoras de sus hijos pequeños. Siempre, absolutamente siempre, tenía la sensación de no estar en el lugar adecuado. Cuando estaba con uno de los bebés, sentía que abandonaba al otro, cuando estaba en casa con su hijo de pocos años, sentía que abandonaba a sus bebés, y cuando estaba saliendo para el hospital de nuevo, sentía que había abandonado a su hijo en casa.

Acompañé su camino durante 2 de los 3 meses que sus bebés permanecieron ingresados, durante la muerte de uno de ellos, y durante el primer mes del gemelo superviviente en casa. Un mes lleno de curas de las heridas de operaciones del bebé, cambios de sonda, crisis respiratorias, recargas de bomba de alimentación, mediaciones a diferentes horas del día, visitas médicas y de gestión de documentos para iniciar terapias,

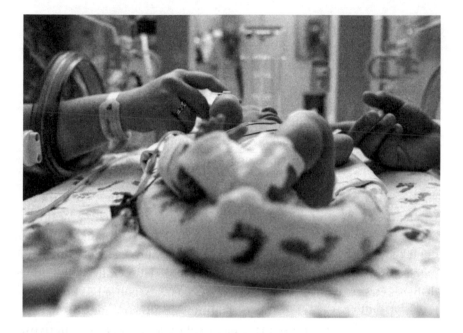

y mucho, muchísimo miedo. Todo, mientras intentaba ser madre, enfermera, pareja, hija, amiga… y persona.

Jamás me ha abandonado el sentimiento de ser muy, muy pequeña al lado de todo lo que era y hacía esa mujer.

Podemos tapar el sol con un dedo y pensar que todos los bebés nacen sanos, pero la posibilidad de que un recién nacido presente algún tipo de defecto congénito es de un 2-3 % al nacimiento, es decir, aproximadamente 15 por cada mil nacidos en nuestro país.

Si bien es cierto que la mayor parte de las malformaciones congénitas son de origen desconocido, hasta un 40 % de ellas se asocian a determinados factores de riesgo que pueden influir en el desarrollo embrionario y fetal. Los defectos congénitos que existen tanto al nacimiento como los detectados con el paso del tiempo a lo largo del desarrollo del niño pueden ser originados por alteraciones genéticas o predisposiciones de la propia genética, o por verse afectados los pequeños por sustancias tóxicas, efectos de estrés materno en el embarazo o parto, fármacos y otras cuestiones. También la edad materna, agentes ambientales, patologías de la madre en el embarazo e incluso la alimentación llevada durante la gestación pueden ser desencadenantes.

Estas patologías congénitas llevan a muchos bebés cada día a las UCIN de nuestro país. Pero pocas personas saben lo que es una de esas unidades. De hecho, la mayoría de los hospitales no tienen todos los niveles de UCIN, y la mayor parte de la población (afortunadamente) no llega a pisar nunca una de nivel alto.

Las UCIN tienen diferentes niveles, en función de la necesidad de atención y cuidados del bebé. Desde las que tienen a los bebés para mantener control y confirmar que no hay dificultades, hasta las que reúnen a bebés que están en estado crítico y requieren soporte vital (es en esta en la que nosotros vivimos los 2 primeros meses de mi hijo pequeño). Es en estas, en las de nivel 3, donde se vive entre la vida y la muerte. Porque, por desgracia, no es cierto que la medicina pueda curar todo, pese a todos los medios, tecnología y profesionales que tengamos disponibles. Y allí conviven las altas con defunciones y traslados de bebés en situación extrema, seguidos por familias inmersas en la tristeza y el *shock*. Los más afortunados salimos de allí con nuestros bebés.

La realidad es que no siempre hay explicaciones sobre los motivos, incluso en ocasiones no hay ni nombre específico o estudios amplios sobre lo que les sucede a tus hijos. Pero sucede.

Estando embarazada de mi hijo pequeño vivimos exactamente esa situación. Una patología severa y crónica que ponía sobre nuestra mesa la decisión de seguir o no adelante con el embarazo, con las consecuencias que tuviera tanto el continuar como el no hacerlo.

En esa época estaba haciendo acompañamientos que tuve que parar porque mi estado emocional no me permitía estar en ellos. Y muchas personas me preguntaron si yo no tenía una doula para mí. Pero es que en ese momento no había compañeras formadas en bebés con problemas de salud y UCIN.

Solo yo conocía esa parte de la maternidad, había hecho formaciones complementarias desde diversas áreas para entender y trasladar al papel de doula la comprensión de esas situaciones y experiencias. Y, de hecho, precisamente yo había preparado una formación para doulas sobre ello que iba a comenzar a ofrecer y debí cancelar también.

Una vez que has pasado por eso de lo que hablábamos antes, por esa constante sensación de navegar entre la vida y la muerte durante semanas o meses con tu bebé recién nacido, cuando crees que el camino ha llegado a una meta feliz, llega el asentar tus cambios, tu experiencia, cómo la encajas, llega el nuevo día a día de terapias, revisiones, nuevos diagnósticos a veces... Y la doula está a tu lado el tiempo que desees en ese camino, hasta donde llega su papel. Pero a tu lado. Entendiendo de dónde llegan tus miedos, o esos momentos en los que quieres negar tu realidad, siendo totalmente consciente de que valoras la suerte de tener a tu bebé al lado y vivo, pero que puedes quejarte por lo duro que está siendo el camino. Escuchando lo bueno y lo malo. Sin esperar que seas supernadie.

Ni tampoco mirándote con pena.

Otros caminos a la maternidad

Pero ¿y si nuestro deseo de ser madres o padres no llega a través de un embarazo propio?

¿Y si hemos de renunciar a la genética para tener hijos o para tener más hijos?

La mayor parte de las adopciones en nuestro país se dan en familias en las que hay un diagnóstico de infertilidad primaria o secundaria. En el año 2020 se registraron en nuestro país cerca de 200 adopciones internacionales formalizadas (un número tremendamente reducido a causa de la pandemia, y que rondaba el doble antes de la misma) y unas 550 nacionales, lo que supone una cantidad muy baja para el porcentaje de parejas con diagnósticos de infertilidad.

En parte, este bajo número está marcado por la cantidad de niños adoptables en realidad. Y es que, contra lo que solemos leer en redes sociales u opiniones de personas diversas, el número de menores en adopción en nuestro país es, afortunadamente para dichos menores, muy bajo. Esto genera esperas en adopción nacional que rondan los 10 años entre trámites y gestiones, algo que hace que esa opción se escape del alcance de muchas familias que quizá inician el proceso más allá de los 35 años y han de optar por ser padres de un niño o niña que tiene ya un bagaje vital de más tiempo, lo que hace que el reto que supone ofrecerle lo que necesita se complique en ocasiones debido, sobre todo, a la falta de apoyo de las instituciones y la sociedad, que dan por hecho que cuando tienes a tu hijo inscrito en el registro civil te has convertido en una persona que no necesita apoyo porque *has tenido tiempo de prepararte y pensarlo durante el proceso, ¿no?*

Esta es una situación que se da con cierta frecuencia porque la diferencia máxima de edad entre adoptante y adoptado debe ser de 45 años.

Sabemos que se ha producido un retraso en la edad a la que las mujeres tenemos nuestro primer hijo, y que habitualmente se vive un año de intentos antes de entrar en consulta de infertilidad, posteriormente se comienzan las pruebas, y las mismas pueden retrasarse entre 6 meses y un año más. Así que estamos hablando de que muchas mujeres llegan a los inicios de trámites de adopción más cerca de los 40 años que de los 35. Y ahí comienzan un proceso de evaluación de idoneidad que tiene parte objetiva pero también una subjetiva, ya que se evalúan las condiciones económicas, de vivienda, laborales, y otras como el origen de la motivación para adoptar.

Algunas personas viven todo este proceso sin conseguir avanzar en alguna de las fases de este, o se estancan en esas esperas que se hacen eternas. Y hay no pocas que deciden renunciar a tener hijos por la cantidad de renuncias y decisiones que quedan dentro de la siguiente opción, por el desgaste físico, emocional, logístico... o porque su proyecto de familia incluía a una pareja que se ha diluido por el camino.

Otro proceso al que la mayor parte de las personas que llegan lo hacen por dificultades reproductivas es la gestación subrogada.

En este caso es un proceso que muchas familias llevan casi totalmente en secreto debido a la gran polémica social que existe. De hecho, en España es ilegal llevar a cabo gestación subrogada, por lo que las personas que eligen este camino para ser padres han de acudir a otros países para hacerlo, lo cual hace que, contra lo que se suele trasladar, se convierta aún más en una experiencia complicada.

Para empezar, no todas las personas pueden acceder a gestación subrogada a nivel económico, por su situación sentimental o por otros motivos. Y, además, se requiere buena información del país en el que se va a realizar el proceso y cómo se hará el mismo, ya que hay grandes diferencias entre países. Desde los requisitos legales al trato que se da a la mujer que gestará al bebé, o en qué casos y en qué condiciones puede ofrecerse una mujer para hacerlo.

Así, nos encontramos con países en los que solo es legal la gestación subrogada solidaria o se realiza la elección de gestantes teniendo en cuenta que cumplan un requisito específico en cuanto a la posición socioeconómica mínima requerida para evitar la explotación reproductiva de estas mujeres. Por desgracia, también nos encontramos todavía con otros en los que la protección de los derechos de las mujeres en posición vulnerable está ausente por completo en todo el proceso, estos países suelen tener una carencia constatada de derechos de las propias mujeres en cuanto a su salud reproductiva y sexual en general a lo largo de su vida.

Tanto en adopción como en gestación subrogada el conocimiento y la comprensión del proceso legal específico dentro y fuera de nuestro país es fundamental, y en ambos se mezcla el constructo emocional de la maternidad o paternidad con la necesidad de mantener la mente muy despejada para gestionar documentos y cumplir requisitos que a veces nos alejan de la parte emocional que seguro nos gustaría vivir (otra renuncia más que hacemos en el camino). Y se vive, claro, pero de otro modo por ser un proceso diferente a otros, con sus matices individuales. En el caso de la gestación subrogada, se vive muchas veces desde el aislamiento más profundo por el miedo al rechazo o el deseo totalmente lícito de no dar explicaciones a nadie ajeno al proceso.

Esto no significa en absoluto que la gestación subrogada y la adopción sean equivalentes, sino que coinciden en cuanto a que deben cumplir una serie de gestiones documentales propias de cada uno de ellos, la mediación de organismos o personas profesionales que no pertenecen al sector de la salud, sino más bien al legal, sanitario o social, si bien es cierto que en gestación subrogada existe una parte que corresponde al tratamiento de fertilidad y otra al parto y nacimiento, pero que se vive fuera de nuestro país.

Lo que es totalmente coincidente es que en ambos la construcción del vínculo con ese hijo o hija que llegará (o esperamos que llegue, porque en gestación subrogada también se dan abortos espontáneos y fallecimientos intra y extrauterinos) se realiza en paralelo a esos procesos, desde un estado mucho más mental, *a priori*, que en una maternidad que llega a través de un embarazo propio.

También coinciden en que, cada uno a su forma, son procesos de maternidad y paternidad que se viven con cierta distancia con el resto de las maternidades. Con frecuencia hemos llegado a ellos desde el duelo y la aceptación de no poder gestar a nuestros hijos, tras pruebas, revisiones y tratamientos a veces, y son procesos invisibles para el resto del mundo porque no están viendo un embarazo que avanza y viendo cómo queda menos para la llegada de esa nueva persona a nuestra familia.

No todas las doulas acompañan adopciones y gestación subrogada. Algunas porque los consideran procesos legales (obviando que existe una maternidad que se está construyendo en ese camino) y otras por estar en desacuerdo con esas decisiones. Y es que las doulas solo podemos acompañar aquello que respetamos y no juzgamos. Si consideramos que un proceso, por cualquier cuestión, es cuestionable, debemos apartarnos con todo el respeto. Hemos de abandonar cualquier acompañamiento en el que se tomen caminos o decisiones que no podamos acompañar sin juzgar.

Por desgracia, en procesos como la adopción o la gestación subrogada la atención e información previa para las familias es muy escasa. Y esto hace que muchas acudan a doulas especializadas para sentirse acompañadas, escuchadas y buscar un nexo de unión con toda esa información que el sistema da a quienes viven su embarazo, pero no a quienes no tienen esa experiencia.

Así, la doula hace un papel especialmente de canalizadora de información y derivación a profesionales en estos acompañamientos que están tan olvidados demasiadas veces, pero son reales e importantes, como cada proceso maternal.

11

Relación y equipo de las doulas con otros profesionales

Llevo semanas leyendo que las doulas usurpamos el papel de las matronas, de los ginecólogos, de los psicólogos... En realidad, si me paro a pensarlo, llevo años escuchando la misma canción. Desde que entré en la profesión de las doulas.

Solo que estas semanas han sido especialmente intensas debido a un mal llamado «informe» que también se ha pagado con los impuestos que se me acusa de no pagar por ser doula, aunque mi cuenta bancaria demuestre que sí lo pago.

Es frustrante que alguien pueda atacar a una persona sin pruebas, sin testimonios, sin nada más que suposiciones y leyendas urbanas.

Todos los colectivos tienen miembros que no hacen las cosas bien, tenemos tantos ejemplos a diario en las noticias de negligencias profesionales de todos tipos y de delitos que se producen utilizando el poder de una profesión, que me parece absurdo siquiera hacerlo ver porque, además, puede parecer que quiero justificar a quienes se hacen llamar doulas y no lo son o atacar a otras profesiones. Y la frustración que siento es tan grande, que prefiero ir a por un café y que me dé el aire un poco.

Y al llegar a la máquina de café una voz me saca de mis pensamientos en bucle.

— *Bea, ¿eres tú?*

— *¡Hola! ¿Qué haces aquí? ¿Cómo estás? ¿Todo bien?*

— *Sí, hemos venido a revisión con el peque en neumología. Hay que pasar la ITBebé, ya sabes.*

— *Pero todo bien, ¿verdad?*

— *Sí. Perfecto.*

— *Llevo días para escribirte. He leído en periódicos y redes todo, y estoy muy enfadada.*

— *Ya sabes. Hablar sin argumentos es deporte nacional. Y como no estamos reguladas, somos un objetivo perfecto.*

— *Pero yo sé lo que tú haces. Y no es cierto lo que dicen. Me canso de repetirlo a las compañeras del hospital, pero es imposible. Muchas no escuchan.*

— *No hay mayor sordera que la de quien no quiere oírte. Ya lo sabes. A mí me vale que quienes nos conocéis sabéis la verdad.*

Esa despedida, con ese abrazo intenso, cercano y real... Eso es lo que me quedo; lo que puede cambiar mi frustración por la seguridad de que estoy en el buen camino.

Doula y profesionales sanitarios: ¿por qué?

Cuando empezaba a ejercer como doula tenía la imagen de la doula vinculada a la matrona, trabajando en equipo y comunicación con ella (o él) y otros profesionales sanitarios. Pero esa imagen pronto desapareció de mi mente por muchos motivos.

No lo voy a negar: el primero fue la enorme resistencia dentro de una parte del colectivo sanitario a escuchar siquiera lo que tenía que decir esta humilde doula. Eso, tras algunas conversaciones que me dejaron un enorme poso de tristeza, me puso bastante los pies en la tierra. De hecho, me planteé si yo quería ser eso que describían esas personas y que incluía intervención en la vida y el camino de las mujeres y familias para conseguir mis propios objetivos.

Afortunadamente, cuando estaba a punto de decidir que no quería esa guerra en mi vida, una mujer a quien acompañaba me dijo: «Es que

178

tú no eres eso y no haces eso. No hablan de ti. Tú eres mi doula y sé que lo que haces no es eso».

Dediqué y dedico un importante tiempo a revisarme para saber que sigo actuando como debo en mi papel como doula y en otros de mi vida. Y eso fue fundamental para dejar de sentirme aludida por cosas que nada tenían que ver conmigo en ese aspecto de mi vida. Pero ese mismo cuestionamiento me llevó también a otra pregunta: ¿por qué asociamos a las doulas con la atención sanitaria y los profesionales sanitarios?

Si vamos al origen de las doulas (del que ya hemos hablado) es evidente que la vinculación tiene como origen la presencia de las doulas en el parto y nacimiento. Dado que más del 90 % de los partos de nuestro país se producen en centros hospitalarios y que las doulas solo acompañamos partos atendidos por profesionales sanitarios cualificados para ello, sean en domicilio, casa de partos u hospital, ahí tenemos la conexión inicial.

Por otra parte, durante una parte de la historia de la humanidad se ha confundido mucho partera con doula, del mismo modo que ahora algunas personas siguen creyendo que una doula es una profesional válida para estar en un parto sin asistencia sanitaria. Esta idea de que la doula puede estar prestando asistencia en partos, pese a ser un pensamiento totalmente erróneo, sigue en el imaginario colectivo tanto de algunas mujeres que buscan alguien que esté con ellas en su parto pero no quieren asistencia sanitaria, como de muchas personas que creen que es una práctica común entre las doulas pese a que en absoluto sea así (por si no lo hemos aclarado lo suficiente: la doula no asiste partos del mismo modo que no valora o trata ningún otro aspecto de atención sanitaria).

Doulas y matronas u obstetras

En el momento en el que comencé mi camino como doula, todos me daban a entender que debería buscar una matrona u obstetra con quien hacer equipo. Alguien que revalorizara mi trabajo y a quien apoyar. Y, de entrada, me lo creí. Me sentía muy insegura por no tener esa persona con quien hacer equipo que me diera entrada al mundo de la maternidad profesional. Como decía mi abuela *«Si supiera lo que supe después, ¡qué distinto hubiera sido!»*.

Sí, hubiera sido muy diferente porque no habría pasado una larga época creyendo que yo , como profesional, era el complemento de ninguna profesión diferente a la mía y, por tanto, no valorando lo que ofrecía por sí misma. Ahora sé que lo que ofrezco, el acompañamiento real para el que me esfuerzo al máximo con cada persona que me llama, es valioso para cada una de esas personas. Que si quisieran y necesitaran un profesional sanitario no me habrían llamado a mí porque en todo momento conocen que no lo soy y les explico los límites de mi función para que no se confundan los papeles y obtengan lo que realmente sienten que quieren en su maternidad.

Las doulas acompañan. No complementan a otros profesionales. De hecho, a veces, ni nos encontramos con otros profesionales o nos cruzamos muy poco.

Hemos hablado ya de la historia de la doula y de la situación del parto y la doula, del mismo modo que hemos mostrado que en algunos países el papel de la doula es más *interventivo* o abarca funciones diferentes de las que tenemos en España.

Pero la cuestión es que el parto es un tiempo reducido de la maternidad. ¿Fundamental? Sí, pero limitado. Y la maternidad, como hemos visto, son muchos momentos más, muchos más procesos en uno, más decisiones, más emociones, más construcciones y deconstrucciones de cada uno de sus protagonistas cada día.

Y realmente tanto los profesionales sanitarios como las doulas que imagina una parte de nuestra población están presentes en una parte, mientras que algunas doulas nos mantenemos en acompañamiento en procesos que a veces se van encadenando durante años en una familia.

Así, vamos acompañando a la familia mientras por su vida pasa la matrona, el ginecólogo, el pediatra, a veces abogados o servicios sociales, dependiendo del camino que recorra esa maternidad. En cada una de las etapas y caminos, paso a paso.

La matrona está presente en la vida adulta de la mujer, como ya hemos dicho, y en los primeros cuidados del recién nacido. De hecho, tiene una labor fundamental no solo en la salud de la maternidad, sino en la salud sexual y reproductiva de la mujer. Y en ese sentido es un perfil profesional con el que las doulas nos cruzamos mucho a lo largo de algunos acompañamientos, sobre todo si son de embarazo, parto y postparto.

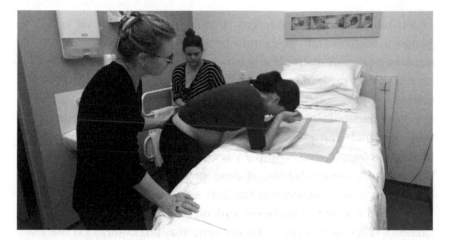

Sin embargo, bajo mi humilde punto de vista, deberíamos encontrarnos mucho más con matronas, pues tienen mucho que aportar (y lamentablemente poco reconocimiento social) en otros momentos en los que acompañamos a mujeres.

Por su parte, los obstetras son médicos que proporcionan atención desde su campo a las mujeres tanto en embarazo como en parto y postparto. El enfoque de medicina y de enfermería (campos de la obstetricia y de la especialidad de matrona) son totalmente diferentes, como lo es el paso que tienen por la maternidad a lo largo del tiempo de la misma, centrándose la obstetricia en la etapa que rodea al parto inmediatamente antes y después, así como en el propio parto para intervenir en caso necesario.

Pero a veces la atención que se busca por parte de las mujeres y familias es otra, enfocada a la parte psicológica, aunque también sanitaria. En cualquier etapa maternal podemos sentir que necesitamos algo que va más allá de la visita con la matrona o del acompañamiento de la doula. Que necesitamos herramientas para gestionar lo que vivimos y cómo vivimos. Ahí entra la psicología, en concreto la psicología perinatal.

Psicología y doulas

Por desgracia, hay bastante confusión entre el papel de la psicología y el de las doulas con demasiada frecuencia. Ambas son ramas que están en procesos emocionales, las doulas concretamente en los que se vinculan

181

con la maternidad. Pero hay una diferencia fundamental de la que ya hemos hablado cuando decíamos que las doulas no hacemos terapia: las doulas no tenemos como objetivo o expectativa nada que no sea el estar por y para esa persona a quien acompañamos. La psicología aplica herramientas y conocimientos para que la persona consiga el objetivo que precisa en ese momento para encontrar el equilibrio en alguna situación.

Conocí a varias psicólogas perinatales hace muchos años, cuando ellas se formaban y yo acompañaba duelos gestacionales o perinatales en los cuales me encontraba el enorme problema de a quién derivar cuando las necesidades de las familias excedían mis competencias. Y, tras mucho investigar, encontré a un pequeño grupo de profesionales que eran la respuesta a mis llamamientos: psicología perinatal. Pero me llamó la atención la escasez de profesionales que había.

Más llamativo fue el contraste de esta realidad con la de otros países en los que los profesionales en psicología perinatal tenían presencia en las maternidades y eran profesionales cotidianos, como es el caso de Argentina.

Hace unos años, escribiendo mi primer libro, tuve la inmensa fortuna de conocer a una de las psicólogas que en esa época formaba parte de la junta directiva de ASAPER (Asociación Argentina de Perinatología). Gracias a ella, que era una gran profesional y una mujer a quien quería y admiraba profundamente, descubrí todo el camino que nos queda por recorrer en España en este sentido para favorecer una atención integral a la maternidad, y es que en nuestro país muy pocas familias, e incluso profesionales, conocen de la existencia de la psicología perinatal, así como de la existencia de la Asociación Española de Psicología Perinatal.

La atención a la maternidad en nuestro país se suele centrar en pruebas prenatales y preparaciones al parto centradas en el acto físico del parto en sí, o en los cuidados físicos de la madre de postparto inmediato y el recién nacido, pero muy pocas de esas preparaciones abarcan la parte psicoemocional de la maternidad en realidad. Y, no lo digo yo, sino las investigaciones científicas: la atención a esa parte emocional y psicológica de cara al parto, postparto y crianza es un factor muy valioso de cara a una experiencia maternal y de crianza positivas y una mejora del bienestar familiar, y no digamos en el caso de infertilidad o duelos por la pérdida de un hijo o la salud del mismo.

¿Pero qué es realmente la psicología perinatal? ¿Por qué sería tan valioso que en todos los espacios de maternidad e infancia de nuestro sistema público hubiera un profesional formado en ello?

La psicología perinatal se define como la rama de la psicología que abarca la atención y prevención de la salud mental y bienestar psicoemocional de las familias y bebés durante todas las etapas maternales, desde la decisión de tener un bebé hasta la etapa de crianza, incluyendo en ello situaciones como la infertilidad, el duelo, la adopción o las crianzas en las que existen problemas de salud.

Siendo una etapa tremendamente amplia y que puede marcar de modo profundo la vida de tantas personas en el momento actual y a futuro, llama la atención la escasa presencia de psicólogos perinatales a disposición de las familias. Sobre todo si tenemos en cuenta que dependen en gran medida de esta etapa de desarrollo cuestiones como el apego y el vínculo, que nos marcan en gran medida en nuestras relaciones personales a lo largo de nuestra vida y en nuestra socialización, o el desarrollo de la autoimagen (de la cual dependen en parte múltiples problemas de salud mental que están de actualidad como los trastornos alimentarios, o parte de los suicidios y depresiones cuya cifra es tan preocupante a día de hoy).

Y es que en no pocas ocasiones el acompañamiento de la doula, por más formada o especializada que esté, no cubre las necesidades de las personas a quienes acompañamos y se necesita algo diferente, alguien que pueda dar opciones, herramientas y ayudar activamente a las mujeres y familias a sentirse en equilibrio.

Los profesionales: la elección de cada madre/familia

Las doulas estamos por y para la maternidad, la familia que desea, intenta o ha creado esa maternidad. Y no siempre en esos procesos hay implicación activa sanitaria. De hecho, en la mayoría es escasa. Así que nuestra vinculación con los profesionales sanitarios actualmente, con el papel de la doula española y una formación para doulas realmente adecuada y con los límites profesionales correctos, es muy baja en la mayor parte de los acompañamientos.

Es decir, que de cara a la atención que desea la persona que lleva a cabo ese proceso de maternidad cada profesional es una pieza que complementa a otra, pero no somos nosotras o los demás profesionales los que deciden qué es importante o quién tiene presencia y peso en cada momento, sino la mujer/familia. Y lo hace partiendo del conocimiento del papel de cada profesional y los límites del mismo, y de la búsqueda de sus deseos o necesidades como posible usuaria de ese profesional.

Basándonos en la premisa de que cada mujer y familia debe tener libertad de elección respecto a los profesionales, para que dicha libertad sea real, debemos ser claros con nosotros mismos como profesionales y con las mujeres y familias como usuarias de nuestros servicios. Es decir:

— Una doula: no diagnostica, no aconseja, no juzga la mejor o peor elección en una maternidad, no decide qué información debe tener o no una familia o qué enfoque debe tener esa información, no elige las etapas en las que la persona o familia debe ser acompañada... Una doula tiene como única función acompañar, sin expectativas sobre nada más.

— Profesionales sanitarios, terapeutas y servicios de asesoría: tienen como objetivo el que le plantea la mujer/familia y utilizan los conocimientos y herramientas de los que disponen para ayudarles a conseguir dicho objetivo. Es decir, intervienen activamente desde cada uno de sus papeles con un objetivo definido.

Es fundamental que, para que una elección sea libre, se base en información real, y para ello cada profesional debe ser responsable de la imagen que proyecta sobre lo que ofrece, así como de conocer no solo su propio papel, sino el de otros profesionales con los que puede llegar a compartir trabajo en equipo o en paralelo.

Por ello hemos de tener especial cuidado con la comunicación que hacemos y, en concreto las doulas, con las expectativas que creamos. Porque si bien es cierto que hay estudios que parecen avalar una influencia positiva en la maternidad cuando se dispone de una doula, eso no nos convierte, como ya hemos dicho, en el milagro que convierta con un toque mágico cualquier maternidad en feliz, plena y maravillosa.

MATRONAS	PARTERAS
FUNCIONES	
Entre otras: Atención a la salud sexual y reproductiva de la mujer. Atención al parto normal. Atención al embarazo y postparto de curso normal. Atención a los primeros cuidados del bebé y la lactancia. Promoción y educación de la salud reproductiva y sexual.	Entre otras: Atención al parto normal. Atención al embarazo y postparto de curso normal. Atención a los primeros cuidados del bebé y la lactancia.
FORMACIÓN	
Enfermería. Diplomatura con especialización en Ginecología y Obstetricia.	Escuela de partería. Formaciones complementarias.
REGULACIÓN EN ESPAÑA	
Profesión reglada.	Competencias pertenecientes a las Matronas en nuestro país.

Referencia: Orden SAS/1349/2009, de 6 de mayo, por la que se aprueba y publica el programa formativo de la especialidad de Enfermería Obstétrico-Ginecológica (Matrona)

Es decir, que lo mismo que deberíamos cuestionarnos que un abogado se comprometa a ganar cualquier caso que caiga en sus manos, o que un profesional sanitario diga que puede curar a cualquiera, o que un docente indique que puede atender las necesidades de cualquier niño o niña sin apoyo de ningún otro profesional y que tenga un aprendizaje feliz y efectivo, deberíamos huir de toda doula que nos prometa una maternidad plena y feliz. Y, como doulas, evitar siempre convertir algo relativo (la influencia de nuestro acompañamiento) en un absoluto.

Porque la primera lección que debemos aprender sobre la maternidad las doulas y toda la sociedad es que nada es absoluto y no hay fórmulas mágicas, sino factores que suman o restan según el momento, persona y circunstancia.

Esa es la gran lección de la maternidad: 1+1 no siempre son dos.

Por este motivo, las doulas no son *necesarias para todas las mujeres,* como he leído en no pocas ocasiones, porque no es cierto. No toda mujer necesita una doula, porque a veces sus prioridades son otras que no pasan por tener una doula. Tampoco *toda madre merece una doula,* porque no se trata de merecer, sino de desear tener a nuestro lado a esa persona o no. De sentir que nos va a ser beneficiosa o no. Y como parte de las elecciones libres de cada mujer hemos de ser respetadas y valoradas.

Si no reconocemos el valor de cada profesional que elige una mujer para estar a su lado, no estamos reconociendo la libertad y capacidad para elegir de esa mujer. Pero de este tema hablaremos más adelante.

La base está en la formación

La gran cuestión respecto a las doulas es: ¿cómo conocer los límites propios y ajenos de la función de la doula si no estamos reguladas?

La respuesta está, por una parte, en los códigos de conducta de las asociaciones profesionales y, por otra, en la formación que debe incluir no solo los límites legales, sino el conocimiento de los límites de las otras profesiones.

Os dije que hablaríamos de la formación de las doulas, y lo prometido es deuda.

Porque, ¿sirve cualquier formación para ser doula? Os respondo con otra pregunta: ¿sirve cualquier persona para desarrollar una profesión no reglada? ¿O incluso para desempeñar una reglada tras superar la formación oficial? Seguro que la respuesta es que no.

Y con las doulas sucede lo mismo, pero con el hándicap de que, no siendo una profesión reglada y habiendo asociaciones que no exigen un mínimo en las formaciones de las doulas profesionales, se da un enorme problema de base en muchas de las doulas que se ofrecen como tal, al no tener una base mínima que les haya permitido construir lo necesario para desarrollarse como doulas.

A lo largo de mi vida he hecho muchas formaciones y tengo diversas titulaciones oficiales, muchas de ellas complementarias entre sí porque, pese a que el diploma obtenido inicialmente me decía que podía ejercer una profesión o labor determinada, yo siempre he sentido que se podía aprender más sobre todo lo que sabía, porque siempre he querido ser aún mejor en lo que hago.

Y esto debe ser una base fundamental en las doulas y en las formaciones de doulas.

Cuando buscamos doula es muy importante tener esto en cuenta: ¿qué formación tiene? Porque nuestra maternidad caminará por donde le corresponda, y no queremos que nadie esté ofreciéndonos algo para lo que no está preparada. Queremos alguien que de verdad conoce lo que hace y cómo.

Es decir, podemos comenzar con un embarazo estándar, sin problemas de ningún tipo, perder a nuestro bebé, requerir un tratamiento de fertilidad para evitar un nuevo posible aborto y pasar un embarazo tras el primer duelo, por ejemplo. Y ni ese tratamiento de fertilidad ni ese nuevo embarazo tendrán las mismas circunstancias que el primero que tuvimos, el del bebé que perdimos. Así que querremos una doula que conozca y sepa acompañar desde esa comprensión toda esa experiencia en la que deseamos tener una doula a nuestro lado, y no alguien que no conozca lo que vivimos o que se haya formado en 3 o 6 meses para comenzar a acompañar cuanto antes porque prioriza el comenzar a acompañar sobre lo demás.

Así pues, la formación de doulas debe tener unos mínimos que abarquen:

— Legalidad de la doula en el país en el que ejercerá y cómo cumplirla.
— Historia de la doula y sus transformaciones y diversos papeles según el país.
— Comunicación efectiva y reflexiva tanto con las personas que acompañamos como de cara a exponernos en público como profesionales.
— Conocimientos de las bases fisiológicas, legales, sociales y culturales de cada etapa o camino maternal.
— El papel de otros profesionales reglados que delimitan el nuestro.
— El papel del resto de profesionales en general para poder informar sobre su existencia y posibles aportes a la mujer o familia que acompañamos.
— Espacio de reflexión y revisión con tutoras que sean doulas con formación y experiencia.
— Apoyo en los primeros acompañamientos por parte de las personas que nos han formado para abrir la posibilidad de consultar o derivar.
— La constante presencia sin juzgar, creer que sabemos más que quienes acompañamos.

— El respeto sin juicio a los profesionales que eligen a su alrededor aquellas personas a quienes acompañamos.

No podemos pensar que recorrer todos los posibles caminos maternales y tocar todos estos temas, que alguien pueda valorar si hemos integrado todo lo aportado y tener apoyo de las personas que nos han ofrecido la formación va a ser una cuestión de 4 fines de semana, ni de 3 o 6 meses.

Mejor no engañarnos.

La doula debe aprender no solo sobre los diferentes caminos maternales y los límites de su profesión y las ajenas, también debe aprender a identificar cuándo no puede hacerlo y debe derivar, aprender a no intervenir y no hacer, y aprender a saber estar en ese papel, que es tan poco común en nuestra sociedad. Es decir, que debe aprender, de algún modo, tanto como lo que debe desaprender respecto a lo que, incluso sin ser consciente, considera que es el respeto, el no juicio, el acompañar o el intervenir y lo que supone hacerlo.

Si las doulas queremos de verdad ser respetadas y ofrecer servicios profesionales, hemos de responsabilizarnos de tener una buena base y seguir ampliándola a lo largo de nuestro recorrido. Y de mostrar lo que de verdad es una doula, más allá de confusiones, mezclas y frases que nos conviertan en un servicio posiblemente atractivo, pero que no somos en realidad. Solo así las mujeres podrán elegir libremente porque tendrán una información veraz.

Y si las mujeres deseamos tener una doula es importante que sepamos qué funciones y capacidades tiene la doula que valoremos tener para poder elegir una que de verdad sea lo que buscamos. Preguntemos siempre en qué está formada esa doula como doula. No en otros campos que no va a ofrecernos, sino como doula.

Porque una doula puede tener muchos años de experiencia pero no tener formación, o no haberla actualizado. Y los códigos éticos de todas las asociaciones de doulas exigen que esta actualización esté presente en la doula, haciendo cursos y formaciones de doula que le permitan ser cada día mejor para las personas a quienes acompaña.

Una doula siempre es una profesional. Y como profesional debe estar en constante formación.

12
Acompañando
y viviendo

Muchas veces me han dicho que mis hijos tienen mucha suerte porque yo, como doula, seguro que sé acompañarlos, y siempre me río porque me parece un comentario inocente y encantador.

La realidad es que no es posible que yo acompañe a nadie con quien tengo una implicación y conexión emocional de ese nivel porque, es inevitable, traspasaré la línea de la empatía y, sin duda, en todo lo malo que les suceda querré ejercer de madre cuidadora, o de amiga que quiere ayudar en el caso de que a quien acompaño sea a una amiga. Y en la vida, queridos amigos, pasan cosas cada día. Algunas buenas, y otras definitivamente terribles.

La doula acompaña en la maternidad, y la maternidad es un proceso vital más que se da en algunas personas, pero eso no lo convierte en algo homogéneo en todas ellas, ni en perfecto e inalterable. Muy al contrario, la maternidad es lo que sucede en ese proceso de cada persona, es único e irrepetible incluso cuando una misma persona pasa por varias maternidades, pero la maternidad es también cómo cada una de las personas que llegan a ella viven esa maternidad.

Así, el proceso de maternidad que para una mujer o una familia es maravilloso quizá comparte características con otros que para sus protagonistas no lo son en absoluto. Por ello la doula no puede ni debe juzgar nunca cuál es un proceso de maternidad positivo o negativo, sino que debe ser algo que siempre quede a criterio de sus protagonistas. Y este es el motivo por el que la doula nunca puede creer saber lo que es mejor para las maternidades que acompaña, ni determinar si un parto ha sido bueno o malo, o si una crianza es feliz o no... No nos compete juzgar lo que no es nuestro.

Acompañar desde la empatía, pero sin dejarse llevar por la implicación emocional que hace que esperemos algo concreto para o de los demás es una forma de estar para los demás que no nos resulta nada fácil en general en la sociedad en la que vivimos. Y que implica reaprender a estar para otros.

El buen nacimiento. El buen parto

— *Las doulas acompañamos partos naturales sin intervención.*
— *Disculpa, creo que mi compañera se ha expresado mal. La doula acompaña cualquier parto o nacimiento que la mujer desee que sea acompañado y que esté atendido por profesionales sanitarios acreditados.*

Estas fueron, corrigiendo la afirmación de una mujer que se ofrecía para acompañar pero carecía de formación como doula y de los límites y puntos claves para acompañar como tal, las primeras palabras que compartí con una mujer que, años más tarde, me llamaría para acompañar el nacimiento de su bebé.

Ya hemos hablado del parto, de la percepción absolutamente personal y totalmente válida y real de cada mujer sobre su parto y el nacimiento de su bebé. Porque más allá de la evidencia, las teorías o las opiniones de profesionales y expertos, lo que importa es cómo cada mujer percibe que ha sido ese momento, cómo esperaba que fuera y qué siente respecto a ello.

Por eso, años más tarde de verme en el compromiso de corregir a la mujer que estaba a mi lado en una charla, ofreciéndose como doula y definiendo a las doulas de una forma que no era correcta, me sorprendí al recibir la llamada de la mujer que había preguntado qué era una doula.

La mujer me llamó haciendo de nuevo la misma pregunta, y aclarando que nos habíamos conocido años atrás y que ahora que iba a ser madre había pensado de nuevo en mí.

— *Estoy embarazada de 6 meses y tengo mi cesárea programada, si todo va bien, para la mitad de la semana 37. El caso es que quiero una doula y he pensado en ti.*

— *Sabes que en la cesárea no podré estar, ¿verdad?*

— *Sí, lo sé. Pero me gustaría que estuvieras conmigo antes y después. Pero quiero que me confirmes que no es un problema que yo haya elegido tener a mi bebé por cesárea, aunque no haya ningún problema de salud en ninguno de los dos que me impida un parto.*

— *Es tu decisión, ¿no?*

— *Sí.*

— *¿Y hay algo que quieras hablar o contarme sobre ella?*

— *No, porque lo tengo claro y tengo toda la información que quiero.*

— *Entonces yo no tengo nada que aportarte en ese tema, claro. Si tienes dudas médicas, tienes a tu ginecóloga y tu matrona, con las que seguro que ya has hablado. Y si necesitas que hablemos de algo, siempre podemos hacerlo.*

— *Entonces, ¿no crees que es malo que el bebé nazca por cesárea?*

— *¿Tú crees que es lo mejor para vosotros en este momento?*

— *Sí.*

— *Pues es que esa es la opinión que importa.*

Y es que si yo como doula discrimino un tipo de parto o maternidad será por cuestiones personales. Es decir, si no creo que pueda estar en ella sin juzgar las decisiones, debo retirarme de ese acompañamiento indicando que soy yo quien no debe estar en él, y no que esa maternidad sea peor o se estén tomando decisiones incorrectas.

La mujer que elige una cesárea libre electiva por motivos no médicos tiene sus propias motivaciones, igual de válidas que las de las mujeres que deciden parir en casa, en hospital, en una bañera, en una cama, con o sin epidural, o de cualquier otro modo que ellas sientan que es el mejor.

Decidir el final

Cuando me formé como doula nada me preparó para una de las pruebas más intensas de mis años como doula. Por mi historia personal de abortos espontáneos y por la formación inicial de doula que tuve y mi visión inicial de las doulas, acompañar a una mujer que había decidido tener una doula en su aborto libre electivo fue un reto inmenso.

De hecho, cuando esta mujer me llamó para que la acompañara, supuso un *shock* para mí, y también desencuentros con algunas de mis compañeras que no estaban posicionadas contra el aborto pero no entendían que la doula pudiera estar en ese proceso.

Porque se supone que la doula acompaña la vida, o eso me habían explicado.

Yo había investigado y hablado con profesionales que intervenían en este tipo de procesos, pero realmente más enfocada a acompañar a mujeres que debían decidir, ante un problema de salud de su bebé, si continuaban con el embarazo o no. Pero esta no era una historia similar a lo que yo había explorado, o para la que yo me hubiera preparado específicamente. Así las cosas, fui honesta con la mujer y le planteé que si hacíamos ese acompañamiento yo no percibiría ningún pago porque no sabía si podría ser la profesional que ella y su proceso necesitaban ya que nunca había acompañado un ALE y tenía mi historia personal y dolorosa con los abortos espontáneos. Le pedí que pensara bien unos días si yo era la persona y me comprometí a hacer la misma reflexión.

Finalmente lo hicimos, ambas decidimos que la acompañaría en esa experiencia.

Acompañé a esta mujer durante la toma de decisión sobre su embarazo, en la visita médica informativa, y también el día en el que el aborto se practicó y las semanas posteriores.

Junto a ella y su pareja viví todo el proceso inmediato. Sus dudas, temores, expectativas sobre la posible culpa posterior y todo el torbellino emocional que causó en ellos esta experiencia y la decisión que tomaron juntos y compartieron conmigo. Y, tras ese acompañamiento, me formé más y mejor en aborto libre electivo.

Al terminar el acompañamiento me hicieron un regalo que sigo conservando muchos años más tarde. Pero unos pocos años más tarde, cuando llegó su momento de tener un bebé, me pidieron que les acompañara también en ese proceso. Les acompañé en este embarazo que, como el aborto anterior, fue también elegido, también meditado y también lleno de miedos y emociones intensas.

De hecho, en esta ocasión lo hice desde la distancia porque querían que fuera yo su doula y no que les remitiera a otra compañera más cercana a su lugar de residencia.

Y es que el elegir ser madre o no también es parte de nuestra experiencia maternal y, como tal, puede ser acompañado por una doula si no existen impedimentos formativos, éticos, logísticos o de otro tipo para ella, como en cualquier otro proceso.

El ladrón de vida

La mayor parte de las formaciones de doulas y de las doulas que vemos se centran en embarazo, parto y postparto «felices», que es maravilloso, claro está. Pero que en realidad es mucho menos frecuente de lo que creemos. Y ver que las doulas normalmente hablan de maternidades de esas que se consideran estándar, obviando otras realidades muy frecuentes (sea lo que sea eso que se considere estándar a ojos de la mayoría), hace que muchas mujeres y familias crean que realmente no hay doulas que puedan acompañarles en esos caminos.

De ahí —de ese vacío que me parecía injustificable— que fuera pionera en formación y acompañamiento en prematuridad y UCIN, pero también en bebés con dificultades de desarrollo o salud. Porque esas crianzas, amigos míos, son muy diferentes.

Toda la vida nos han dicho que lo normal en nuestra vida es enamorarnos, decidir tener hijos, tenerlos y criarlos. Y, colorín colorado…, este cuento se ha terminado.

Claro que se ha terminado porque ¿cuántas personas conocemos a nuestro alrededor que tienen hijos que requieren terapias, cuidados específicos por su salud o diagnósticos diversos que causen una necesidad fuera del estándar de crianza? Estoy segura de que conocemos muchas, y más aún que desconocemos que viven esa experiencia.

A esas familias es a quien más tiempo he dedicado a lo largo de los años. A quienes sentían que alguien o algo les había robado la vida que iban a tener. Y ese era precisamente el caso de M., madre de un pequeño con una enfermedad rara que no sabía lo que buscaba y encontró a esta doula que acompaña lo que no es estándar.

— *¿Qué tal las navidades?*

— *Ya sabes, en casa los 4 metidos. Porque con la época de virus que tenemos y la enfermedad del peque, es lo que toca.*

— *Claro. ¿Pero habéis estado bien? No os he querido molestar estos días, porque sabía que la semana pasada teníais revisiones.*

— *Las revisiones bien, y la navidad un poco triste porque esto no es lo que mi hijo tenía que estar viviendo. Me da mucha frustración. Intento estar bien para ellos, y hacer que las cosas sean bonitas y especiales. Pero todo lo que vivió el mayor: la primera vez que vio a Papá Noel, la emoción de ir a ver las luces y pasear por las calles llenas de gente y de ambiente navideño, ver a la familia...*
Mi niño no lo va a tener. Y el mayor se conforma, pero también lo ha perdido y solo tiene 6 años.

— *Lo entiendo.*

— *Y todo lo hacemos por el pequeño, pero veo al mayor y me dan ganas de llorar. El pobre el otro día me preguntaba cuándo íbamos a volver a nuestra vida, porque yo estaba menos cansada, hacíamos más cosas divertidas y podíamos ver a los primos, a los amigos y nos podíamos abrazar más.*

— *Es lógico que note el cambio. Es fuerte para todos vosotros.*

— *Es que no ha cambiado nuestra vida. Es que nos han robado nuestra vida. Y veo a mis hijos, nos veo a nosotros que estamos agotados de revisiones, terapias, informes, especialistas, aislamiento, medicaciones y preocupación. Y siento mucha rabia. Porque alguien ha venido y nos ha robado nuestra vida y nos ha dejado esto que no es lo que tenía que ser, no es lo que queremos.*

— *Es mucha presión.*

— *Pero es que es infinito. Porque no sabemos lo que va a pasar el día de mañana, cómo va a estar, qué va a necesitar y de quién. Es que no es una semana que está malito. Es la tensión constante de qué va a pasar, si va a pasar algo y qué podremos hacer. De pensar que tenemos un tema de salud estable, no resuelto, pero estable, y aparezcan 2 más a causa de los tratamientos anteriores. Y otra terapia, y otra preocupación. Pero no nos podemos quejar, porque*

194

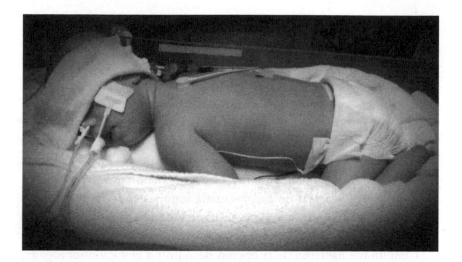

siempre es la misma respuesta: «Tenéis mucha suerte porque le
tenéis, está vivo y mucho mejor de lo pensabais».
— *Por supuesto que os podéis quejar.*
— *Claro que sí, pero no con cualquiera. No podemos decir que alguien*
nos ha robado nuestra vida y la infancia de nuestros hijos y nos la
ha cambiado por este bucle infinito en el que además tenemos que
sonreír y decir lo contentos que estamos.

Acompañé a M. durante varios años de forma esporádica. Y, poco tiempo más tarde, yo me convertí en ella de algún modo con mi propia vivencia con mi hijo pequeño, en la que sigo inmersa con un diagnóstico de enfermedad rara que nos arrastra de terapia en terapia y de consulta en consulta.

Las familias que pasan por estas experiencias se duplican entre la crianza y los cuidados que rozan lo sanitario, los juegos y las terapias enfocadas desde el juego, el ahora y el cómo apoyar a sus hijos para el futuro. Y todos sienten en algún momento que eso no era lo que debía suceder, que sus hijos deberían estar bien, poder tener una infancia normal.

Y es que, como decía M, hay un ladrón de vidas que se lleva las suyas. Y las doulas formadas en crianzas con dificultades de salud o desarrollo estamos junto a estas madres y familias.

No es el camino, sino lo que se hace con él

¿Cómo acompañar algo que no sabemos si podemos o no evitar juzgar? ¿En base a qué juzgamos o nos generamos una idea de las situaciones de los demás?

La primera vez que llegó a mi vida el término gestación subrogada fue de la mano de una familia a quien llevaba años acompañando en su proceso de intentar tener un hijo. Existía ya un vínculo que hacía que tuviéramos que separar los tiempos personales de los de acompañamiento, terminando finalmente el acompañamiento precisamente porque mi vinculación no me permitía seguir siendo la doula, sino que me empujaba a ser la amiga. Y desde entonces somos en realidad familia.

Cuando me hablaron de la opción de acudir a gestación subrogada, tras un largo y difícil camino que les había llevado a descubrir que jamás podrían tener un bebé si alguien no se prestaba a gestar a ese bebé, llegaron a la última opción que intentarían en paralelo a una adopción: la gestación subrogada.

De esto hace varios años, y poco o nada se sabía entonces de este tipo de maternidad en nuestro país. Se hablaba de vientres de alquiler, y de mujeres que «cobraban» por gestar en su vientre a un bebé que entregarían a otras personas una vez nacido, pero todo era bastante confuso y lejano. La verdad, poco ha cambiado en ese sentido, ya que la mayor parte de la opinión social se basa en artículos sensacionalistas que tienen más de opinión que de información, en intereses políticos, económicos o ideológicos, en creencias basadas en alguna fe y en realidades de países que son modelo de un extremo muy positivo o negativo y que intentan ser reflejo de una realidad general que no es tal.

Yo había leído escritos legales fundamentalmente de Estados Unidos en los que se hablaba de los procesos que allí se llevan a cabo en algunos estados, y que requieren una serie de garantías tanto para la mujer gestante como para los padres de intención. Y muy poco sobre lo que implica para los bebés a medio o largo plazo, ya que sigue siendo un camino a la maternidad muy minoritario y sobre el que se ha estudiado de forma directa poco más allá de los trabajos de Susan Golombok. Y entonces la gestación subrogada llegó a mi vida y me empujó a preguntarme cosas sobre ella, sobre los procesos legales, las realidades sociales del país de origen de dicha gestación y del nuestro como receptor de ese bebé, sobre esa familia que le ha dado la bienvenida, y a reflexionar largo y tendido sobre si yo podía no juzgar dichos procesos y comprenderlos para acompañar a las familias que los vivieran.

Así hice un trabajo personal y profesional que incluso me llevó a recibir palabras muy poco agradables y amenazas por parte de diversas personas que ni se habían planteado que existiera más de una forma de hacer las cosas.

Junto a esta familia con la que ya no puedo ser doula porque ya son mi propia familia, viví la decisión, el proceso de preparación legal y médica, el proceso de búsqueda de una mujer que les quisiera y pudiera ayudar a que su bebé llegara al mundo, todos los obstáculos de ese camino a nivel médico hasta llegar el embarazo... y ese embarazo.

Porque nadie se para a pensar que cuando es otra persona la que está embarazada del que es tu bebé, a quien cuidarás y amarás cada día de tu vida, vives un proceso de embarazo externo. Vives tus propios miedos e inquietudes porque no estás notando a tu bebé, porque no le sientes las 24 horas del día, porque sabes que no te está escuchando y que tendréis que construir un vínculo partiendo de cero cuando nazca.

Nadie se para a pensar que el camino de esa mujer o ese hombre que acuden a la gestación subrogada está habitualmente plagado de renuncias y puertas que se cierran para poder tener lo que en teoría todo el mundo puede y que es tan instintivo y de supervivencia de especie: un bebé.

Tampoco nadie se para a pensar que cada día de ese embarazo que tú no puedes vivir en tu cuerpo puede ser una espera difícil, en la que te debates entre el miedo, el amor por ese bebé que no ha nacido y el juicio social que te rodea. Porque el juicio te va a rodear, y toda la lucha social que genera este tema va a recaer de un modo u otro en tu bebé y en tu familia, y a veces te obligará a romper con personas que dabas por hecho que estarían en tu vida siempre. Ni se les ocurre pensar que quizá tendrás miedo, como toda madre o padre, pero con más factores que influyen, de no ser capaz de criar a tu hijo adecuadamente. Porque sentir la responsabilidad de ser «buena madre» o «buen padre» es algo que aparece en todos los procesos maternales. Y, además, tú no puedes ir a consultar cosas al sistema público de salud como las embarazadas, ni tampoco puedes hablar en abierto sobre tus miedos o dudas. Es posible que no puedas ni contar a tu entorno cómo va a llegar tu bebé por si te someten a juicio sin conocer las circunstancias, o que, sin que conozcan nada del proceso, decidan ofrecerte la adopción como el camino más correcto creyendo erróneamente que hay miles de niños adoptables.

Y todo eso (y mucho más) es lo que yo intuía en los procesos de gestación subrogada, pero confirmé en este y en los que he acompañado posteriormente.

La mujer que acompañé estaba en constante comunicación y cuidado de la gestante de su bebé, y lo sigue estando porque ella le ayudó a tener en su vida lo más valioso. Viajó para acompañarla en momentos difíciles para la gestante o en los que sentían que necesitaban verse y sentirse, y construyeron un espacio de complicidad y cuidado mutuo. Y es evidente que esto no se puede decir que sea lo que pasa siempre en todas las gestaciones subrogadas, pero fue mi primera experiencia directa con ese camino a la maternidad. Y me enseñó que no es el camino lo que importa, sino lo que se hace con él.

Derribé barreras propias y ajenas, y aprendí mucho sobre mis propios límites como profesional, así como del propio proceso de gestación subrogada a nivel legal, social y emocional. Y aprendí que yo no soy la doula que pueda acompañar todas las gestaciones subrogadas porque no puedo no juzgar todas. Ese es mi límite y mi realidad, que aprendí gracias a esta familia que ahora es mi familia.

Criando y creando

Demasiadas veces por ser doula, madre y por mis titulaciones en educación y desarrollo infantil se ha supuesto que en mi acompañamiento voy a enseñar a las familias a criar. Y eso es porque pocas personas entienden normalmente lo que es una doula, pero no muchas más entienden que a criar no se enseña. Aunque a criar se aprende.

Parece un contrasentido, pero es que es tal cual.

La primera vez que acompañé una crianza entendí que esta era una verdad universal, posiblemente la única universal sobre la crianza.

Hacía muy poco que me había formado como doula, acababa de terminar mi titulación en educación infantil y mi hija mayor era aún muy pequeña. Y hasta que aquella familia llegó a mi vida, las crianzas que había acompañado eran las que estaban dentro del postparto inmediato. Porque parece que cuando tu bebé come, camina y habla, ya lo tienes todo hecho. O tal vez hayas entendido que cada día aprendes a criar a ese pequeño que amas más que a nadie y cada día es una crianza diferente para esa persona que crece y es distinta en cada momento.

Esta familia entró en el espacio que yo dirigía buscando hacer alguna actividad en familia, ya que en el mismo lugar donde hacía las consultas tenía compañeras de otras profesiones que ofrecían sus servicios. Tenían un pequeño de 5 años que estaba en estudio de TDAH y les estaba resultando duro todo el proceso tanto de ver que necesitaban que fuera observado por profesionales como de aceptar que muy posiblemente tuviera diagnóstico y terapia, o quizá medicación.

Y de ellos aprendí. Aprendí que me debía reafirmar en mi creencia de que nadie es experto en crianza de hijos ajenos, de que la crianza no es homogénea y que un embarazo y parto sanos y felices, un entorno familiar estable y amoroso y toda la dedicación del mundo no son garantía de que tus hijos no necesiten algún tipo de apoyo. Aprendí la soledad de muchas familias cuyos hijos tienen dificultades similares a las de este pequeño y cuántas etiquetas ponemos a niños que son inquietos y a sus familias. Porque son los niños traviesos, los niños malos, los padres que no saben educar y todo lo que el otro quiera ver en nosotros y en nuestros hijos desde su pedestal de perfección, en su posición de juez y modelo que deberíamos seguir.

Aprendí que todo diagnóstico que pasa por un profesional de la psiquiatría es un tabú en nuestra sociedad porque los trastornos neurológicos y las enfermedades mentales son una vergüenza social aún a día de hoy.

Aprendí que una familia puede ver cómo toda su vida y sus relaciones intrafamiliares y sociales cercanas se pueden ver derrumbadas por un papel con unas pocas palabras, y cómo desde ahí deben reconstruir su rutina, sus prioridades desde lo más básico, su autoimagen, su comunicación, su vida en general. Todo para adaptarse a esa realidad que estaba, pero no se ha hecho visible hasta que alguien ha puesto firma, sello y número de colegiado en un papel que la refleja con palabras técnicas. Y, durante ese proceso, vivir su propio duelo respecto a quién iba a ser su hijo o hija, y qué padres iban a ser ellos.

También aprendí que hay muchísimas personas que, bien por error o por falta de escrúpulos, se acercan a las familias que viven momentos difíciles para «venderles» milagros, y que yo, como doula, no soy quien debe salvarles de elegir comprarlos. Que los «amimefuncionismos» circulan libremente, especialmente en redes sociales y grupos de familias, convirtiendo mejoras específicas en generales.

Esta familia a quien acompañé durante el proceso de diagnóstico y los meses siguientes, y que se vieron obligados a reconstruir su vida para adaptarla a su nueva realidad ya hecha oficial, me enseñó que la crianza se construye cada día. Que cada día tenemos oportunidades para aprender y también los errores forman parte de ese aprendizaje. Y que la crianza no es cuidar a tu bebé los primeros meses, sino mucho más. Y las doulas que entendemos esto podemos estar ahí, acompañando si se nos pide.

Fuera de lugar

Cada vez que leo o escucho que la maternidad es igual en todo el mundo y que por eso una doula de cualquier lugar del mundo puede acompañar en otro, pienso que tenemos mucha inocencia o un gran desconocimiento de lo que implican las raíces culturales, sociales y educacionales de cada mujer, y la influencia que tienen en su maternidad.

He acompañado a mujeres de otros países que fueron madres en el nuestro, y he sentido claramente el desconcierto respecto a tantas cosas que desconocían o que entendían de forma diferente. Y para una mujer que espera a su bebé fuera de su entorno de confianza, del país en el que ha vivido su propio papel de hija, en el que ha conocido las raíces de la maternidad desde pequeña y a veces incluso en otro idioma, todo es mucho más inseguro normalmente. Todo requiere un extra de esfuerzo por su parte para comprender el porqué y el cómo de cada actuación, cada protocolo o incluso de las expectativas que el sistema social y de asistencia a la maternidad tienen respecto a ella.

La mayoría de las mujeres de otros países que he acompañado han sentido esa inseguridad, y todas ellas han repetido más de 100 veces la misma pregunta: *¿Aquí cómo se hace?* Respecto a todo: embarazo, relaciones con otras madres o familias, lactancia, parto y postparto, relaciones familiares y lo que se espera de ellas, crianza, educación...

Porque la atención al embarazo y el parto, aunque parezca la misma, no lo es en absoluto. Y tampoco el cómo cada mujer vive las pruebas prenatales, la atención al parto, los cuidados ante y postnatales o el estándar de crianza.

Esto me empujó a aprender que si quiero comprender a una mujer o familia en la maternidad no solo debo hacerlo en el ahora, sino también preguntar por sus raíces, cómo se enfocan los cuidados y la maternidad en sus países de origen, qué expectativas de crianza se tiene en ellos y qué modelos de relación con los profesionales son los que les hacen sentir cómodos.

Necesité aprender que no solo cada maternidad es diferente por ser la madre, padre, bebé o familia distinta a otras sin más, sino también por el enfoque sociocultural y educativo de esas personas, que hacen que a veces se sientan especialmente fuera de lugar ante lo que reciben en experiencias tan importantes y únicas como la maternidad.

Y así, aprendí que es una gran realidad que cada maternidad es un mundo, y cada país también.

Vivir para otros

Acompañar en todos estos procesos y muchos más exige vivir para otros y revisar que se está haciendo así. Antes, durante y después de cada acompañamiento:

— Repaso y reviso lo que he dicho o hecho y por qué y para qué. Porque nada de lo que ofrezca puede juzgar, dirigir o aconsejar.
— Reviso cómo me he sentido con lo que me han contado y lo que he percibido para ver si algo mío personal se puede cruzar en el acompañamiento.
— Busco información veraz y profesionales relacionados con la experiencia o información que me haya trasladado la persona a quien acompaño.

— Reflexiono todo lo hablado para saber qué se espera de mí en este momento, y si está acorde a lo establecido con esa persona y con mi compromiso ético.

— Reevalúo toda la experiencia para reflexionar aprendizajes sobre ella que me puedan ayudar en el futuro o me lleven a buscar nueva información o formación.

Y, sinceramente, termino equivocándome de camino a mi casa la mayoría de las veces porque voy absorta en todo lo hablado, escuchado, sentido, pedido y ofrecido en ese acompañamiento.

Vivir para otros es dejar un pedazo de ti siempre presente con ellos para que sientan que estás, aunque no te vean, pero también llevarte mucho más de ellos en tu mochila para saber responderles.

13

La doula en la familia: cada historia, una realidad

Entro en una casa nueva. Siempre que lo hago estoy nerviosa. Tengo que activar todas mis posibilidades de escucha de información de todo tipo. Lo que me dicen y lo que no, lo que noto en el ambiente, el lenguaje oral, gestual... todo. Y eso hace que vaya en alerta y con un nudo en el estómago porque siempre me pregunto si sabré escuchar del modo que debo para hacer bien mi trabajo. ¿Excesivo? Puede ser, pero es una gran responsabilidad la que siento que tengo.

La mujer que me ha llamado ha recibido con sorpresa mi ofrecimiento de que su pareja estuviera si así lo deseaban los dos. Parece que le ha gustado y ha abierto el tema con su marido, el cual ha aceptado estar «por no hacer el feo».

Son una pareja muy diferente entre sí, pero maravillosa de ver, y tenemos muy buena conexión en esta primera sesión la mujer y yo... y creo que con el marido no ha ido mal la comunicación. Ya me lo dirán.

Dos semanas más tarde nos vemos de nuevo en su casa. Esta vez la mujer es quien me dice directamente que su marido estará en la sesión, y me cuenta lo que intuía antes de vernos la primera vez. Él no entendía ni compartía el «capricho» de su mujer de tener una doula. Creía que sería alguien que vendría a meterse en sus vidas de modo invasivo y se sentía amenazado.

«Pero ahora ha cambiado su tarde de trabajo para poder estar hoy. Está encantado con que vengas».

Tras esta conversación con la mujer siento casi más presión. ¿Y si la expectativa es mayor que yo misma?

Llego de nuevo a la casa, la mujer y yo nos saludamos con un abrazo cariñoso, y detrás de mí suena el ascensor. Es el marido.

—*Bea! ¿Qué tal? Casi no llego. Me he parado a comprar aperitivos japoneses, que dijiste que te gustaban cuando viniste.*

Definitivamente, creo que ya no se siente amenazado porque ya ha visto que no tiene motivos para ello. Me siento feliz, ¿por qué no sonreír emocionada?

La familia en búsqueda de la maternidad

— *Hola, eres doula, ¿verdad?*

— *Sí, eso es.*

— *Perdona, es que te he visto antes en el estand, pero no sabía si realmente debía acercarme. Es que yo no soy madre.*

— *Pero sí querías hablar conmigo de algo, ¿no?*

— *Sí, es que conozco muy poco de las doulas, pero siempre que veo algo de vosotras es con embarazadas y partos. Y yo no estoy embarazada siquiera. Solo lo estoy pensando, pero no sé si podría ser madre, si está hecho para mí, para mi vida y para la vida con mi pareja. No sé, igual piensas que para qué te cuento nada si tú no tienes nada que ver con esto.*

— *En absoluto. De hecho, las doulas que tenemos formación acompañamos también la etapa preconcepcional y la decisión de tener o no hijos y el camino que lleva a esa decisión.*

— *Ah, ¿sí? ¡Qué alivio, porque creía que te estaba contando aquí una historia que ni te iba ni te venía!*

Así, con una sonrisa de alivio de esa mujer, comenzamos una conexión que nos llevó a un precioso acompañamiento de la decisión de esa pareja de tener o no hijos.

Esta pareja pasaba de los 30 años, llevaban el tiempo juntos que todos sus allegados pensaban que era suficiente como para «avanzar». Ellos siempre habían pensado que quizá algún día tendrían hijos, pero últimamente sentían mucha presión sobre esa decisión. Como si fuera ahora o nunca. Todo o nada.

Esta es una historia que las doulas que hemos acompañado en etapa preconcepcional conocemos bien y que se suele mantener en una intimidad férrea o se comparte con amigos o familia que tienen sus propias opiniones o expectativas y deseos sobre cuál debería ser la decisión, y eso a veces hace que el espacio real de decisión libre sea irreal.

En demasiadas ocasiones recibimos frases como:

— *Se te va a pasar el arroz.*

— *Ni se te ocurra parar ahora tu carrera para tener hijos.*

— *¿Cómo no vas a tener hijos? Si es lo más bonito del mundo.*

— *A ver si nos dais ya nietos/sobrinos.*

— *Los hijos lo cambian todo. Prepárate.*

— *¿A qué esperáis para poneros a ello?*

— *A tu edad yo ya tenía dos.*

— *Tendrás que ahorrar antes, porque los hijos son todo gastos.*

Todas opiniones, experiencias, deseos o formas de sentir la maternidad que no tienen nada que ver con la persona a la que se las decimos, pero sí van creando presión en él o ella.

Esta pareja estaba en el punto de incluso evitar la conversación con su entorno más cercano, de sentir que se entrometían y que eso les presionaba y les hacía daño, causando en ellos incluso un cierto rechazo a la maternidad porque parecía que todos a su alrededor la convertían en lo único a tener en cuenta.

Recuerdo que me preguntaron si yo tenía hijos. Y al saber que tenía una viva en ese momento, pero había pasado por 5 abortos espontáneos, me preguntaron:

—*¿Tanto merece la pena pasar todo ese dolor para tener un hijo?*

—*Para mí, para lo que yo siento a día de hoy, sí. Pero no hay una respuesta única a esa pregunta. No es correcto o incorrecto de modo universal. Esta es mi decisión, igual de libre y de válida que si mi respuesta fuera no y hubiera decidido no intentar tener otro hijo*

205

después del primer aborto. Y no es aplicable a nadie más ni a otros momentos de mi vida en los que puedo sentir diferente.

Y es que esas personas que están decidiendo algo tan importante en sus vidas como tener o no hijos lo que necesitan de verdad de su doula no es que les diga lo maravillosa que puede ser la maternidad, sino que no existe una decisión correcta o incorrecta, sino que será correcta o incorrecta para ellos. Y eso es lo que realmente importa.

Porque ser o no madre o padre no te convierte en un ser humano feliz de forma inmediata. Como muchas otras decisiones de tu vida, ambas abren un camino y una experiencia vital. Y a esta pareja su decisión les llevó a una vida sin hijos, con apoyo de una maravillosa psicóloga que les ayudó a no sentir que defraudaban a nadie ni nada y les aportó herramientas para encarar todo ese entorno que les hacía sentir mal aunque les quisiera.

Estoy harta de pinchazos

Conocí a B. y su pareja cuando acababan de iniciar las últimas visitas antes del comienzo del tratamiento de fecundación *in vitro*. Estaban expectantes, emocionados y con cierto temor a cómo sería todo aquello. Pero sobre todo estaban emocionados porque su sueño de ser padres estaba mucho más cerca de cumplirse y les habían dado muy buenas opciones de que el tratamiento funcionara.

Como doula pude acompañar su proceso porque así me lo pidieron, y pude ver una vez más como cada recorrido es único y no es necesariamente lineal, ni en la parte emocional ni en la médica.

Al inicio del primer ciclo de estimulación ovárica para una FIV:

— *Ayer me dieron la receta de la medicación para empezar el ciclo de estimulación.*

— *¿Y cómo estás?*

— *Bien, algo nerviosa pero animada. Mi pareja me pinchará porque a mí me dan pánico las agujas y no sé si podré.*

— *Estupendo si así llevas mejor esa parte que te cuesta. Me vas contando cuando quieras.*

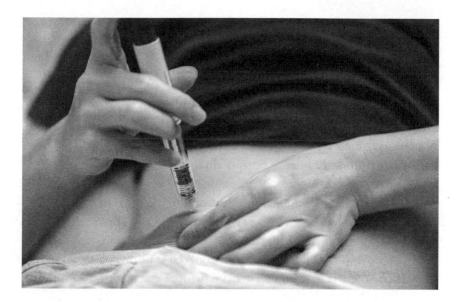

En el segundo ciclo de FIV tras un primero sin éxito:

— *He recogido la medicación para la estimulación.*

— *¿Y qué tal estás?*

— *Pues no sé ni qué decirte… a tope de hormonas, con esperanza pero con miedo, agobiada porque luego mi pareja, la mitad de los días, no llega a tiempo para el pinchazo, con la tripa como un queso de gruyere… Harta. ¿Puedo decir que estoy harta?*

— *¿Por qué no?*

— *Porque todo el mundo me dice que tengo suerte por poder hacer el tratamiento, que no todos pueden, que no me está causando demasiadas secuelas, que solo es el segundo, que tengo que estar animada para que funcione… Pero lo que estoy es harta, y no sé si todo esto va a merecer la pena de verdad. Porque si consigo tener a mi bebé claro que merecerá la pena, pero si no lo consigo, entonces, ¿para qué habrá servido todo esto? Estoy harta de pinchazos, de ser una hormona con patas, y de no saber si realmente merece la pena. No puedo más, pero no puedo ni decirlo. Debo estar contenta y agradecida porque hay muchas mujeres que no pueden tener esta esperanza y yo la tengo. Pero es que yo lo siento por esas mujeres, siento su dolor. Pero yo también tengo el mío.*

La desesperanza, el hastío, el deseo mezclado con el miedo, el sentimiento de que somos unas desagradecidas si nos quejamos, de que si no estamos felices en todo momento arruinaremos el tratamiento y no funcionará... Tanto, tanto se une a toda una revolución hormonal propia y añadida a través de medicación, que la tormenta a veces necesita que alguna de esas nubes negras se vacíe para dejar de acumular tanto. No porque quien escucha nos vaya a decir si está bien o mal, o a solucionar nada, sino justamente porque no lo hará.

Esta pareja no consiguió tener a su bebé con los tratamientos y continuó su camino hacia la adopción, que consiguió 3 años más tarde fuera de España. Para entonces ya no era su doula en realidad porque vivía en otra ciudad y mi vida familiar no me permitía serlo, pero me hicieron parte del proceso en la distancia, fui su doula en la última parte del proceso de adopción, y la imagen de ese bebé siempre está presente en mi vida.

No me siento idóneo

— Bea, soy Sara, la hermana de Ángela. Me dijo que me esperabas.

— ¡Hola, Sara! ¿Qué tal? ¿Cómo estás?

— Pues... te habrá contado mi hermana, que le pedí que te adelantara. No muy bien.

— Sí, me ha contado. Pero dime, cuál es la historia que hace que quieras una doula.

¿Qué quiere Sara de mí? Porque Ángela me ha contado lo que ella cree.

Ese día, en ese despacho que tenía para recibir a las mujeres y familias, conocí a Sara. Una madre que había llegado a tener a su pequeño tras un camino de abortos espontáneos, tratamientos fallidos y un diagnóstico definitivo que cerró de golpe sus posibilidades de gestar a ese hijo con el que tanto había soñado.

En todo ese camino nadie les ofreció psicología perinatal. Nadie les habló de todos los duelos que se iban añadiendo en cada paso y que no desaparecían por arte de magia cuando seguían sin mirar atrás. Nadie les habló de la importancia de cuidarse para cuidar y de cómo la llegada de ese pequeño, que tenía 5 años cuando llegó a sus vidas para ser su anhelado hijo, abriría un camino que les llevaría, a su propio ritmo, a ser familia porque ningún documento hace que mágicamente surjan el amor y el vínculo con otra persona aunque la hayas soñado mil veces.

Sara, como muchas otras madres y padres que recorren el camino de la adopción para serlo, sentía que era mala persona porque no quería a aquel pequeño que llevaba un mes viviendo en su casa y al que dedicaba todo su tiempo y esfuerzo. Sentía que era mala persona porque el niño se enfadaba o lloraba y ella no sabía por qué ni qué hacer. Sentía que era mala persona porque no sabía lo que necesitaba aquel niño. Sentía que era la peor persona del mundo porque llegaba a pensar por momentos que había sido un error adoptarle y era mejor devolverle al lugar donde se había criado, donde sería más feliz y ella dejaría de sentir que era una persona horrible.

No me siento idónea. Me dijeron que lo soy, pero no me siento idónea para nada. Tendría que conocer lo que necesita, quererle y no cuidarle porque sea mi deber. Tendría que saber tratarle porque he tenido años para saber y pensar lo que es tener un hijo. Tendría que ser más agradecida porque la vida me ha dado al fin lo que deseaba. Pero es que no me siento así. Y él no es mi hijo. No lo siento como se supone que debo sentirlo. ¿Y cómo cuento yo esto a nadie? ¡Que van a pensar que estoy loca y me van a encerrar!

¿Cuánta exigencia externa e interna hay en las adopciones? Escuchar a Sara era un grito de dolor tras otro, de culpa, de frustración y de necesidad de soltar.

Y soltó conmigo aquel día, como lo han hecho otras madres tras tener a sus hijos fruto de un proceso de adopción o no. Pero, en particular en los procesos de adopción, todo ese apoyo desde psicología, terapia familiar y psicología perinatal es tan, tan importante que sepamos que lo podemos tener...

Yo le hablé a Sara sobre estos profesionales. Abrimos conversaciones sobre temas que ella necesitó soltar en ese momento, como el duelo, la vida previa y mochila vital tanto de ella y su marido como de su hijo, y de muchas otras cosas.

Y la familia de Sara comenzó a tener apoyo de una psicóloga especializada en familia y adopción para hacer su camino con ella. En paralelo, seguimos haciendo visitas porque así lo quiso.

Los 9 meses más largos... o cortos

Cuando comencé a ejercer como doula, hace ya más de una década, tenía la inocencia de los comienzos, esa que de algún modo simplifica todo y asocia a veces cosas que no necesariamente están vinculadas. Con los años y el paso de las maternidades diversas por mi vida, aprendí que era muy simplista pensar que los procesos son felices cuando no hay dificultades de salud graves o amenazas evidentes sobre ellos. Y aprendí que no todas las embarazadas son felices por más que hayan deseado tener a ese bebé en su vientre y se sepan sanas ellas y a su bebé. Y M. fue un claro ejemplo de esto.

Estaba deseando tener hijos, lo había soñado desde que ella misma era pequeña y se había imaginado como madre. Era una devoradora de información sobre maternidad en todos los aspectos «estándar», desde el embarazo a la primera crianza, y siempre terminaba rodeada de niños con los que disfrutaba infinitamente en cualquier reunión con amigos.

Y entonces llegó el momento: decidió que era el momento propicio para ser madre y poder dar todo ese amor que llevaba dentro.

Un día, tras una visita de control prenatal rutinario, tuvimos un encuentro y todo saltó por los aires.

— *¿Qué tal la eco? ¿Cómo estás? ¿Qué tal ese duendecillo?*

— *Bien. Me dicen que todo está bien. El bebé está de buen tamaño, mira qué guapo es. Y se ha colocado ya y todo para salir. Ya faltan 6 semanas solo.*

— *¿Y tú?*

— *Yo... yo...*

El silencio que se creó era como el que sentimos antes de una tormenta, así que sentí que algo pasaba.

— *Yo no estoy feliz. Yo no estoy bien. Estoy harta de todo esto. De los médicos, las ecografías, estar agotada, sentirme como un globo, estar preocupada por qué como o lo que hago, de que todos me digan que tengo que andar más o menos, que todos me digan si se va a adelantar o retrasar, que me digan si lo voy a pasar mal o es lo mejor del mundo... Estoy harta. Pero, sobre todo, no sé si esto es lo que quiero de verdad.*

— *¿El qué?*

— *Ser madre. Que un bebé dependa de mí las 24 horas. Sentir esa* *responsabilidad el resto de mi vida, no pensar ya en mí porque debo* *pensar primero en él. Sentir que no voy a volver a ser libre y que* *le puedo estropear la vida a mi hijo porque me sienta infeliz quizá* *siendo madre. Porque no es lo mismo estar con los hijos de otros que* *con los tuyos. Los tuyos no los devuelves al final del día, son tuyos* *24 horas. Y tengo mucho miedo a no saber, a elegir mal, a ser mala* *madre, a no quererle como debo. ¿Y si me he equivocado? Porque* *todas las embarazadas están felices de que llegue su bebé, incluso las* *que quizá no lo tenían planeado. Y yo no estoy feliz.*

La conversación quedó enterrada en un llanto que salía de lo más profundo. Como si algo hubiera estado empujando esas sensaciones hacia abajo y finalmente hubieran estallado y brotado a la superficie sin filtro.

No le dije que fuera a ser fácil, ni que todo iba a salir bien o iba a enamorarse nada más ver a su bebé. No le dije que todas las embarazadas son felices porque no es real. Nos abrazamos, lloró, soltó… Y cinco semanas después dio a luz a un precioso bebé en su parto, que fue como fue y no como nada de lo que había leído le decía que debía ser, pero que ella sintió que estaba bien así.

Y un mes más tarde me escribió un mensaje con una foto con su bebé en brazos: «Aquí estamos, navegando cada ola. A veces en la cresta y a veces ahogados. Tú me entiendes».

Sal de mi parto

Siempre digo que los partos no son ni mucho menos lo que más he acompañado, pero es cierto que he vivido un poco de todo en los que he acompañado. Siento un enorme respeto por esa intimidad que creo que requiere el parto, y que se configura de una forma distinta para cada mujer. Y también por el papel que, dentro de mis competencias, cada una me quiere dar.

Como ejemplo siempre pongo el parto de A., un parto que comenzó con el deseo expreso de que su marido y yo nos turnáramos y terminó conmigo en una situación que nunca esperaría.

— *Hola, ¿cómo vas?*, dije en voz muy tenue y sin esperar respuesta al entrar en la habitación de dilatación.

A. estaba sobre la cama, tumbada de lado, respirando y con la botella de agua en la mano. Me acerqué y cogí la botella a la que ella claramente no estaba prestando atención y colgaba a punto de caer al suelo.

Fue entonces, tras dejar la botella sobre la mesa auxiliar, cuando vi su cara.

— *A., ¿qué necesitas?*

Sin pretenderlo, activé un resorte que hizo que se levantara de forma inmediata y cogiera aire para lo que necesitaba soltar.

— *¿Qué necesito? Necesito que se vayan todos. No quiero a nadie aquí. No quiero más que a quien he pedido que venga. Solo quiero a mi marido y a ti, ¿qué hacen todos fuera? ¿Por qué están ahí y no en sus casas? No les quiero ahí, no les quiero así, pendientes, nerviosos, poniendo de los nervios a mi marido, dando problemas en un momento que debería ser nuestro y nos están quitando. ¡Quiero que se vayan! Quiero que se callen, que dejen de decirle cosas a mi marido, que dejen de mandarme mensajes con lo malos que son los de la otra familia y lo buenos que son ellos, que dejen que dé a luz en paz con mi bebé, mi marido... Que quise una doula para que, si él tenía que salir de la habitación, yo pudiera estar bien, pero es que vuelve de estar en medio de esa guerra y no está para estar aquí. Quiero que salgas. No, no es verdad. No quiero que salgas porque quiero que estés conmigo, pero es que veo que si no le saco a él de ahí y no les doy alguien que sea neutral no voy a parir tranquila. No quiero esto para mi bebé. Por favor, yo sé que no es tu papel, no espero que les tranquilices ni que medies, solo quiero que les des un poco de eso que me das a mí. Y sé que te pongo en un compromiso, me puedes decir que no.*

Y así, mientras A. intentaba conseguir paz para parir en medio de una guerra familiar, yo salí a aquella sala de espera, me senté con aquellos familiares y escuché lo que cada uno me quería trasladar. No resolví conflictos ni evité guerras, no estaba allí para eso, pero dejó de haber gritos porque había una persona ajena a la familia y se hablaban de otra forma. No solucioné el parto de A., pero ella logró sentirse tranquila con su marido para recibir a su bebé porque ya no había caras de agobio de su marido al entrar ni mensajes de reproche de la familia que ella tuviera que leer.

Y ese bebé llegó unas horas más tarde. Y no resolvió los problemas de todas esas personas que durante su llegada habían discutido tanto que casi les echan del hospital. Pero sí llegó a unos padres en paz.

El más hondo pozo

Conocí a F. cuando yo estaba totalmente volcada en acompañamientos en duelo gestacional y perinatal. Eran los comienzos de las doulas especializadas en esas experiencias maternales y muy pocas estábamos formadas y acompañando duelos. Y, siendo así, éramos muy poco conocidas.

Fue su marido quien me llamó para pedir que fuera a su casa porque acababan de perder a su bebé hacía un mes, pero su mujer no sentía fuerzas ni para levantarse de la cama. Lo que él no sabía en su desesperación al ver el sufrimiento de su mujer era que, por desgracia, muchas madres y familias estaban viviendo, o habían vivido algo así, y sintiendo la misma angustia.

— *No soy capaz de hacer que se levante de la cama, hay días que conseguir que coma es casi imposible.*

— *¿Tenéis apoyo psicológico? ¿Crees que os ayudaría?*

— *No lo sé. No quiere ver a nadie, ni hablar con nadie. Vive desde hace un mes en la habitación casi las 24 horas.*

— *¿Pero en el alta hospitalaria os derivaron a servicio de apoyo psicológico?*

— *Le dieron pastillas y dijeron que nos llamarían para darnos cita para psicología, pero no sabemos nada más.*

— *¿Y qué necesitáis?*

— *Yo quiero que reaccione, que se levante, que coma, no verla así porque me duele mucho. Hemos enterrado al bebé y creo que ella no fue ni consciente de ello. Me he ocupado de todo lo que puedo, pero todos me dicen que tengo que conseguir que salga de este pozo, que se anime. Que me la lleve de viaje, que la saque de casa de alguna forma. Que así no la puedo tener.*

— *¿Y tú, qué necesitas?*

— *Yo necesito que me dejen en paz. Estoy harto de que me digan que la tengo que animar. Yo he perdido a mi bebé también, y ella está así por lo mismo. Porque además ella lo tenía dentro y tuvo que vivir un parto con el bebé muerto ya. Estamos hundidos porque hemos perdido nuestro futuro, nuestro plan de vida. Ya no vamos a ser padres, ya no podremos ver cómo crece nuestra niña. La vida que imaginábamos nunca va a ser. Nosotros ya no vamos a ser iguales, aunque tengamos otro hijo. Y yo no quiero que me sigan presionando para que todo sea como antes, porque nunca lo va a ser.*

— *¿Crees que un profesional especializado os puede ayudar? ¿Quizá un grupo de familias que hayan vivido sus duelos por las pérdidas de sus bebés?*

— *¿Hay de eso?*

Fue espectacular la cara de esperanza de ese hombre al escuchar que alguien le decía que había personas que entenderían lo que les estaba pasando y que, además, también había profesionales que podían quizá darles herramientas para ellos, para su propia experiencia, si las necesitaban.

Ese día su mujer no salió de la habitación, ella y yo no nos vimos. Pero más adelante sí. Y esa familia encontró lo que necesitaba para sentirse apoyada, tanto entre personas que vivían experiencias vitales similares, como con una profesional que les ayudó a entender su propio proceso y aprender a identificar cuándo pedir ayuda. Y también tuvieron ocasionalmente a su doula cuando ellos sentían que la querían a su lado.

Competición de malas madres

¿Qué pasa cuando tienes la responsabilidad de una vida 24 horas al día y 7 días a la semana? ¿Seríamos capaces alguno de responder del modo correcto a cada necesidad y reto que nos plantee esa responsabilidad en todo momento sin error? ¿Conseguiríamos hacer todo bien con total seguridad en cada instante y tomar siempre la decisión correcta?

¿Y si a eso le añadimos otras responsabilidades que se cruzan entre ellas? ¿Seguiríamos igual de seguros de nuestra capacidad para hacerlo

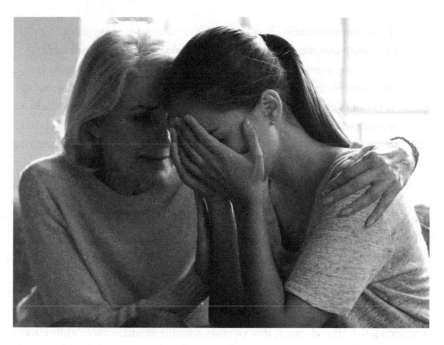

siempre bien? Sumemos los factores humanos: cansancio, lo que sentimos en cada momento, días o momentos en los que nos encontramos mal de salud, atender a otras personas que nos rodean y que se pueden sentir mal si no reciben algo de nuestro tiempo y energía, nuestras propias necesidades básicas de sueño, alimentación, higiene... Cada una de estas cosas suma hasta que nos convertimos en lo que algunas llamamos: las peores madres del universo.

No somos malas. Somos peores.

Jamás llegamos a lo que nos gustaría en nada, vivimos con una balanza en la mano para ir sopesando y decidiendo de dónde quitamos tiempo o energía y dónde la añadimos para sobrevivir un día más a la maternidad en nuestros tiempos.

— *Si me ducho, el bebé llora. Mejor mañana.*

— *Son las 4 de la tarde y aún no he comido, pero es que si me muevo, le despierto.*

— *No voy a despertar a mi pareja para que le coja, que se acaba de dormir.*

— *Le gusta más que le bañe mamá, así que ya estudiaré mañana.*

— Mejor cambio la cita de la matrona, que tendría que despertar al
peque muy temprano. Ya me haré la revisión, que no me duele nada.

Seguro que frases así les suenan a muchas madres. Y que han sentido que son las peores madres del universo por ducharse, comer a una hora razonable, ir a la peluquería, dedicar tiempo a estudiar, volver al trabajo antes de lo marcado en el «estándar», decidir dejar la lactancia materna por cansancio o cualquier otro motivo, no llevar todos los días a sus peques al parque o cualquier otra cosa.

Esto no os lo digo como doula, sino como mujer y como madre: no somos malas, sino las peores madres del universo.

Pero no lo somos porque realmente seamos malas, sino porque la exigencia que se nos plantea es muy alta, la exigencia que nos hacemos a nosotras mismas es igual a la externa o mayor, y porque no existe un soporte real a la maternidad en nuestra sociedad.

Las doulas no somos más que una parte de los posibles recursos que tenemos a nuestro alcance. Pero queda mucho camino por delante para que dejemos de sentirnos injustamente cada día las peores madres del universo.

14
Los derechos
de las mujeres
y las doulas

L a doula es una intrusa. La doula es un capricho. La doula es una tontería. La doula no hace nada. La doula no sirve para nada. La doula no tiene sentido...

Siento que moleste, pero ninguno de los que dicen este tipo de cosas es realmente quien debe decidir lo que esa mujer que está viviendo un proceso maternal (sea cual sea este) quiere o no. Tampoco es quien debe decidir si es válida su decisión, porque es adulta y valora la importancia de lo que quiere. Ni mucho menos es quien pueda vetar el derecho de esa mujer a elegir lo que quiere en su maternidad.

Y la doula no es ni más ni menos que una elección de la madre, de la mujer, de la familia.

¿Quién es nadie para cortar la libertad de cada una de esas personas?

Derechos de los usuarios del sistema de salud

El sistema sanitario tiene como objetivo principal el servicio para aportar prevención y protección hacia la salud de los usuarios, y es evidente que el primer cuidado a realizar es el respeto a los derechos de las personas. La gran pregunta que muchos usuarios se hacen (y a veces nos hacen a las doulas) es cuáles son realmente los derechos que se consideran como reconocidos dentro de los sistemas de atención a la salud y en qué se traduce el que esos derechos estén reconocidos dentro de la maternidad y, más concretamente, dentro de la atención al embarazo y el parto.

Cuando estas preguntas surgen en un acompañamiento, la respuesta es sencilla pero compleja a la vez: nos ceñimos a la legislación vigente y podemos consultar adicionalmente los protocolos del centro al que acudamos, que nunca pueden pasar por encima de los propios derechos y obligaciones recogidos por las leyes que regulan la actividad sanitaria.

La realidad es que el porcentaje de usuarios que conocen los derechos y obligaciones recogidos en la legislación de nuestro país es bajo, algo preocupante. Pero el porcentaje de profesionales que los conocen es también motivo de reflexión. Según un estudio hecho en Cataluña en 2008, menos del 80 % de los profesionales que trabajaban en los centros sanitarios encuestados conocían los derechos del paciente/usuario, siendo su percepción de respeto a los mismos de un 50 %. Esto nos dejaba en ese momento un largo camino por recorrer para cambiar estas cifras, tras las que se encuentran miles y miles de personas que conforman con sus historias, emociones y experiencias una estadística a mejorar claramente.

Pero desde ese momento, con el esfuerzo de profesionales, usuarios y asociaciones, se ha ido cambiando hacia un mayor conocimiento y respeto a los derechos de las personas que reciben servicios del sistema sanitario.

El camino está siendo largo quizá, pero formalmente comenzó en nuestro país con la Ley General Sanitaria N.º 14/1986, de 25 de abril de 1986, que fue precursora de la Ley 41/2002. No es en absoluto algo que surja espontáneamente, ya que existen declaraciones de la UNESCO, la OMS y otros organismos muy anteriores a estas leyes, y que las impulsan y hacen necesarias. Ya que, en aras de una correcta regulación en este sentido, existe gran cantidad de documentos de organizaciones y organismos nacionales e internacionales que dejan claros los derechos y obligaciones de los usuarios.

En España tenemos al respecto el ejemplo de la citada *Ley 41/2002, de 14 de noviembre, básica reguladora de la Autonomía del Paciente y de Derechos y Obligaciones en materia de información y documentación clínica.* Dicha ley tiene como objetivo definir derechos y obligaciones de usuarios y profesionales de centros sanitarios tanto privados como públicos en el ámbito de la prestación de servicios, la gestión de la documentación clínica y la información facilitada.

Recoge la Ley 41/2002 los siguientes principios básicos:

1. *La dignidad de la persona humana, el respeto a la autonomía de su voluntad y a su intimidad orientarán toda la actividad encaminada a obtener, utilizar, archivar, custodiar y transmitir la información y la documentación clínica.*

2. *Toda actuación en el ámbito de la sanidad requiere, con carácter general, el previo consentimiento de los pacientes o usuarios. El consentimiento, que debe obtenerse después de que el paciente reciba una información adecuada, se hará por escrito en los supuestos previstos en la Ley.*

3. *El paciente o usuario tiene derecho a decidir libremente, después de recibir la información adecuada, entre las opciones clínicas disponibles.*

4. *Todo paciente o usuario tiene derecho a negarse al tratamiento, excepto en los casos determinados en la Ley. Su negativa al tratamiento constará por escrito.*

5. *Los pacientes o usuarios tienen el deber de facilitar los datos sobre su estado físico o sobre su salud de manera leal y verdadera, así como el de colaborar en su obtención, especialmente cuando sean necesarios por razones de interés público o con motivo de la asistencia sanitaria.*

6. *Todo profesional que interviene en la actividad asistencial está obligado no solo a la correcta prestación de sus técnicas, sino al cumplimiento de los deberes de información y de documentación clínica, y al respeto de las decisiones adoptadas libre y voluntariamente por el paciente.*

7. *La persona que elabore o tenga acceso a la información y la documentación clínica está obligada a guardar la reserva debida.*

También recoge principios similares la *Carta Europea de los Derechos de los Pacientes*, publicada por Active Citizenship Network (ACN) en 2002 y traducida por la AECC en 2005. Dicho documento, sometido a la revisión de la Unión Europea, se basa en la Carta de los Derechos

Fundamentales de Niza y recoge 14 principios que se consideraban en riesgo y que se sigue intentando mantener:

— *Derecho a Medidas Preventivas: Todo individuo tiene derecho a un servicio apropiado para prevenir la enfermedad.*
— *Derecho al acceso: Todo individuo tiene derecho al acceso a los servicios sanitarios que requiera. Los servicios sanitarios deben garantizar un acceso equivalente para todos, sin discriminación debida a los recursos financieros, lugar de residencia, tipo de enfermedad o tiempo de acceso a los servicios.*
— *Derecho a la información: Todo individuo tiene derecho al acceso a todo tipo de información sobre su estado de salud, los servicios sanitarios y cómo utilizarlos, así como a todo lo que la investigación científica y la innovación tecnológica pueda procurar.*
— *Derecho al consentimiento: Todo individuo tiene derecho al acceso a toda la información que pueda permitirle participar activamente en las decisiones que conciernan a su salud; esta información es un prerrequisito para cualquier procedimiento y tratamiento, incluyendo la participación en la investigación científica.*
— *Derecho a la libre elección: Todo individuo tiene derecho a elegir libremente entre los diferentes procedimientos de tratamientos y proveedores basándose en una información adecuada.*
— *Derecho a la privacidad y confidencialidad: Todo individuo tiene derecho a la confidencialidad sobre la información personal, incluyendo información sobre su estado de salud y diagnóstico potencial o procedimientos terapéuticos, así como a la protección de su privacidad durante la realización de los exámenes de diagnóstico, visitas de especialistas y tratamientos médicos o quirúrgicos en general.*
— *Derecho al respeto del tiempo del paciente: Todo individuo tiene derecho a recibir el tratamiento necesario en un período de tiempo predeterminado y rápido. Este derecho se aplica a cada fase del tratamiento.*
— *Derecho al cumplimiento de los estándares de calidad: Todo individuo tiene derecho al acceso a servicios de alta calidad basados en la especificación y cumplimiento de estándares precisos.*
— *Derecho a la seguridad: Todo individuo tiene derecho a estar libre del daño causado por el pobre funcionamiento de los servicios de*

*salud, los errores médicos y la negligencia profesional, y el derecho
de acceso a los servicios de salud y tratamientos que cumplan con
estándares de alta seguridad.*

— *Derecho a la innovación: Todo individuo tiene derecho al
acceso a procedimientos innovadores, incluyendo procedimientos
de diagnóstico, según los estándares internacionales e
independientemente de consideraciones económicas o financieras.*

— *Derecho a evitar dolor y sufrimiento innecesarios: Todo individuo
tiene derecho a evitar todo el sufrimiento y el dolor posibles, en cada
fase de su enfermedad.*

— *Derecho a un tratamiento personalizado: Todo individuo tiene
derecho a programas de diagnóstico o terapéuticos adaptados en lo
posible a sus necesidades personales.*

— *Derecho a reclamar: Todo individuo tiene derecho a reclamar si ha
sufrido un daño y el derecho a recibir una respuesta o información
adicional.*

— *Derecho a la compensación: Todo individuo tiene derecho a recibir
una compensación suficiente dentro de un período de tiempo
razonablemente corto cuando haya sufrido un daño físico, moral o
psicológico causado por un tratamiento proporcionado en un servicio
de salud.*

Estos son ejemplos de los derechos recogidos por la legislación a
nivel nacional y la iniciativa de organismos y entidades en el ámbito
europeo, pero la realidad es que existen multitud de documentos en los
que se desarrollan principios y derechos similares que los usuarios de
los sistemas sanitarios deberíamos tener en conocimiento y disfrutar de
la garantía de que serán cumplidos.

¿Pero existen solo derechos de los usuarios/pacientes?

Obligaciones de los usuarios de los sistemas sanitarios

Por supuesto que no todo son derechos sin obligación que concierna a
los usuarios, y en ese sentido también se manifiesta la Ley 14/1986 indicando que:

Serán obligaciones de los ciudadanos con las instituciones y organismos
del sistema sanitario:

1. *Cumplir las prescripciones generales de naturaleza sanitaria*
   comunes a toda la población, así como las específicas
   determinadas por los servicios sanitarios.
2. *Cuidar las instalaciones y colaborar en el mantenimiento de la*
   habitabilidad de las instituciones sanitarias.
3. *Responsabilizarse del uso adecuado de las prestaciones ofrecidas*
   por el sistema sanitario, fundamentalmente en lo que se refiere
   a la utilización de servicios, procedimientos de baja laboral o
   incapacidad permanente y prestaciones terapéuticas y sociales.
4. *Firmar el documento de alta voluntaria en los casos de no*
   aceptación del tratamiento. De negarse a ello, la Dirección del
   correspondiente centro sanitario, a propuesta del facultativo
   encargado del caso, podrá dar el alta.

Siendo incluida como obligación en las cartas de derechos y deberes de las Comunidades Autónomas también la referida, lógicamente, al debido respeto hacia los trabajadores del sistema sanitario.

Es decir, que todos los usuarios del sistema sanitario (público o privado) tenemos derechos y obligaciones dentro de nuestra relación con él. Pero la única forma de que se respeten los unos y las otras es conocerlos.

Teniendo en cuenta que más del 95 % de los partos de nuestro país se producen en centros hospitalarios y una cantidad ínfima se dan fuera de hospitales y sin asistencia sanitaria, la maternidad y el parto son momentos en los que se produce un contacto directo de las usuarias y usuarios con el sistema sanitario y con la realidad de los derechos y obligaciones dentro de él, por lo que son un momento en el que muchas personas buscan información sobre ello para saber realmente qué esperar en esa experiencia tan directa y en momentos tan cruciales de su vida.

Siendo lo habitual la asistencia sanitaria en el parto y nacimiento, así como los controles prenatales, ¿de qué herramientas disponen las usuarias en ese momento para establecer el diálogo necesario?

Plan de parto y nacimiento

La primera de las herramientas no es un «algo», sino un «alguien», y se llama matrona o matrón, ginecóloga o ginecólogo, y también pediatra. Es decir, la primera «herramienta» es el diálogo con los profesionales sanitarios que nos atienden y que deben conocer los derechos del usuario, las obligaciones y, por supuesto, los procedimientos y protocolos de los centros asistenciales. Todo ese conocimiento se añade al que tienen por su formación y experiencia respecto a embarazo, parto, postparto y cuidados del bebé.

El diálogo con los profesionales sanitarios que nos atienden es una gran fuente de información tanto objetiva como subjetiva sobre nuestro proceso y el cómo se enfoca su asistencia, así como sobre las opciones disponibles y ajustadas a nuestras características. Porque ni todos los embarazos y postpartos son iguales, ni todos los partos se producen del mismo modo, ni todos los bebés tienen exactamente las mismas necesidades y desarrollo.

Hablo de información objetiva y subjetiva porque en la propia comunicación se produce un intercambio de información de importancia asistencial y clínica que nos puede ayudar a decidir, pero también se produce o no una conexión y una fluidez que nos va a aportar una sensación tan subjetiva como necesaria para poder aprovechar la información objetiva como es la confianza. Si el profesional con el que hablamos nos inspira confianza, claridad y podemos comunicarnos de forma abierta y clara con él o ella, podremos tener esa confianza y aprovechar el recurso de ese diálogo directo. De no ser así, no llegaremos a aprovechar la información que nos dé, o incluso sentiremos desconfianza hacia ella, aunque objetivamente sea certera y veraz. Por ello el factor humano es fundamental.

Pero ¿hay más herramientas? Por supuesto que las hay. Y una de las más conocidas y utilizadas es el Plan de Parto y Nacimiento.

El Plan de Parto y Nacimiento es el equivalente a un consentimiento informado por escrito, algo que está recogido dentro de la Ley 41/2002 que hemos nombrado antes. Es decir, se trata de un documento en el que una usuaria detalla sus preferencias dentro de un servicio de atención sanitaria que va a recibir: la atención a su parto y el nacimiento de su bebé.

Evidentemente, ese plan de parto no puede pasar por alto las obligaciones de la usuaria dentro de la atención sanitaria a ella y su bebé.

Mientras que a principios de este siglo los planes de parto y nacimiento eran algo extraordinario e incluso creaban cierta controversia al ser presentados, a día de hoy cada Comunidad Autónoma e incluso cada hospital suele tener su propio modelo a libre disposición de las mujeres.

En ellos se indican con frecuencia preferencias tanto para la fase de dilatación como para expulsivo, alumbramiento de la placenta y la estancia de madre y bebé en el hospital.

Algunos aspectos habituales reflejados son:

— Poder ingerir líquidos y sólidos en cantidad moderada durante la dilatación.
— Tener libre movimiento durante la dilatación y de postura durante el expulsivo.
— El uso o no de fármacos o maniobras que tengan el objetivo de desencadenar o acelerar el parto.
— La aceptación de presencia de profesionales en formación.
— El uso o no de elementos como el chupete o el biberón para el bebé.
— El deseo de realización de piel con piel con el bebé.
— El evitar o no desprender al bebé de la vérnix caseosa que protege su piel.
— La monitorización constante o no durante el parto.
— El uso de fármacos o técnicas disponibles para paliar el dolor durante el parto.
— La presencia constante de la madre o una persona designada por ella con el bebé en la realización de pruebas o procedimientos que resulten necesarios.

Todo ello con el debido sentido común que hace que nunca deseemos interferir en el trabajo de los profesionales sanitarios que hemos decidido que nos atiendan, evidentemente.

Y una de las cuestiones que prácticamente todos los documentos de plan de parto y nacimiento mencionan es: el acompañamiento. Las mujeres de parto eligen una persona que pueda estar con ellas en todo el proceso, tanto desde su ingreso en el caso de ser un parto hospitalario, como en el caso de un parto en el domicilio asistido por profesional sanitario. Esa es la elección que hacen algunas mujeres en la que estamos incluidas las doulas ya que, por diversas circunstancias, hay mujeres que eligen que la persona que les acompañe sea una doula, y es que es su derecho elegir libremente a dicha figura de acompañamiento, y como tal debe ser respetado.

Pero no olvidemos que hablamos de plan de parto y nacimiento, así que también en ese documento se dan indicaciones o preferencias respecto al bebé que nace.

Derechos de los niños. UNICEF

El 13 de mayo de 1986 el Parlamento Europeo aprobó la Resolución A2-25/86, que contiene la *Carta Europea de los Niños Hospitalizados*. Se trata de un documento asumido por todos los países de la Unión Europea que refleja los derechos de los menores de edad dentro del entorno de los servicios sanitarios y/o ingresos hospitalarios.

Dentro de este documento se encuentran los siguientes derechos:

1. *Derecho del menor a que no se le hospitalice sino en el caso de que no pueda recibir los cuidados necesarios en su casa o en un Centro de Salud y si se coordinan oportunamente con el fin de que la hospitalización sea lo más breve y rápida posible.*

2. *Derecho del menor a la hospitalización diurna sin que ello suponga una carga económica adicional a los padres.*

3. *Derecho a estar acompañado de sus padres o de la persona que los sustituya el máximo de tiempo posible durante su permanencia en el hospital, no como espectadores pasivos sino como elementos activos de la vida hospitalaria, sin que eso comporte costes adicionales; el ejercicio de este derecho no debe perjudicar en modo alguno ni obstaculizar la aplicación de los tratamientos a los que hay que someter al menor.*

4. *Derecho del niño a recibir una información adaptada a su edad, su desarrollo mental, su estado afectivo y psicológico, con respecto al conjunto del tratamiento médico al que se le somete y a las perspectivas positivas que dicho tratamiento ofrece.*

5. Derecho del niño a una recepción y seguimiento individuales destinándose en la medida de lo posible los mismos enfermeros y auxiliares para dicha recepción y los cuidados necesarios.

6. El derecho a negarse (por boca de sus padres o de la persona que los sustituya) como sujetos de investigación y a rechazar cualquier cuidado o examen cuyo propósito primordial sea educativo o informativo y no terapéutico.

7. Derecho de sus padres o de las personas que los sustituya a recibir todas las informaciones relativas a la enfermedad y al bienestar del niño, siempre y cuando el derecho fundamental de este al respecto de su intimidad no se vea afectado por ello.

8. Derecho de los padres o de la persona que los sustituya a expresar su conformidad con los tratamientos que se aplican al niño.

9. Derecho de los padres o de la persona que los sustituya a una recepción adecuada y a un seguimiento psicosocial a cargo de personal con formación especializada.

10. Derecho a no ser sometido a experiencias farmacológicas o terapéuticas. Solo los padres o la persona que los sustituya, debidamente advertidos de los riesgos y de las ventajas de estos tratamientos, tendrán la posibilidad de conceder su autorización, así como de retirarla.

11. Derecho del niño hospitalizado, cuando esté sometido a experimentación terapéutica, a estar protegido por la Declaración de Helsinki de la Asamblea Médica Mundial y sus subsiguientes actualizaciones.

12. Derecho a no recibir tratamientos médicos inútiles y a no soportar sufrimientos físicos y morales que puedan evitarse.

13. Derecho (y medios) de contactar con sus padres o con la persona que los sustituya, en momentos de tensión.

14. Derecho a ser tratado con tacto, educación y comprensión y a que se respete su intimidad.

15. Derecho a recibir, durante su permanencia en el hospital, los cuidados prodigados por un personal cualificado, que conozca perfectamente las necesidades de cada grupo de edad tanto en el plano físico como en el afectivo.

16. *Derecho a ser hospitalizado junto a otros niños, evitando todo lo posible su hospitalización entre adultos.*

17. *Derecho a disponer de locales amueblados y equipados de modo que respondan a sus necesidades en materia de cuidados, de educación y de juegos, así como a las normas oficiales de seguridad.*

18. *Derecho a proseguir su formación escolar durante su permanencia en el hospital, y a beneficiarse de las enseñanzas de los maestros y del material didáctico que las autoridades escolares pongan a su disposición, en particular en el caso de una hospitalización prolongada, con la condición de que dicha actividad no cause perjuicios a su bienestar y/o que no obstaculice los tratamientos que se siguen.*

19. *Derecho a disponer durante su permanencia en el hospital de juguetes adecuados a su edad, de libros y medios audiovisuales.*

20. *Derecho a poder recibir estudios en caso de hospitalización parcial (hospitalización diurna) o de convalecencia en su propio domicilio.*

21. *Derecho a la seguridad de recibir los cuidados que necesita —incluso en el caso de que fuese necesaria la intervención de la justicia— si los padres o la persona que los sustituya se los niega por razones religiosas, de retraso cultural, de prejuicios o no están en condiciones de dar los pasos oportunos para hacer frente a la urgencia.*

22. *Derecho del niño a la necesaria ayuda económica y moral, así como psicosocial, para ser sometido a exámenes y/o tratamientos que deban efectuarse necesariamente en el extranjero.*

23. *Derecho de los padres o de la persona que los sustituya a pedir la aplicación de la presente Carta en el caso de que el niño tenga necesidad de hospitalización o de examen médico en países que no forman parte de la Comunidad Europea.*

Todos estos derechos son de aplicación tanto en el caso de que los progenitores sean quienes representan al niño o niña como en el caso de que los mismos o una entidad competente designen a otra persona, por lo que, aun no siendo lo habitual, en ocasiones las doulas, como cualquier otra persona próxima a la familia y que decidan que lo sea, nos encontramos siendo las personas que representan a algunos bebés. Si se produce ese momento (si la madre o familia nos designa como persona de referencia) es fundamental que tanto la doula como la familia y los profesionales acuerden y comprendan que ya no estamos en un acompañamiento, sino en otro tipo de papel. Y la propia doula puede ejercer su derecho a aceptar o no ser la persona que representa a ese menor en ese momento.

Como vemos, es una continuidad de los derechos de los usuarios del sistema de salud, pero con algunas cuestiones adaptadas a las necesidades y características de un menor de edad. Pero las bases son la capacidad de decidir con información adecuada y comprensible, el trato y espacios respetuosos y adecuados y el respeto al desarrollo y el proceso del menor. Sin embargo, añade una cuestión importante: el reconocimiento de la familia como parte activa del tratamiento del niño o niña, colaborando en equipo con los profesionales sanitarios como una parte implicada y responsable.

Es importante ver que hay bebés que pasan por un hospital solo para su nacimiento, pero también hay muchos otros que viven, en ese momento o más adelante a lo largo de su infancia, ingresos, tratamientos, técnicas o exploraciones que a veces son prolongadas en el tiempo. Es por ello que esta carta es fundamental para todas las familias y profesionales del sector, así como para otros profesionales que estemos en contacto con estos momentos.

Qué es la violencia obstétrica y por qué es violencia de género

La primera pregunta que alguien que no se ha enfrentado o reflexionado sobre estas cuestiones suele hacer es: ¿se trata de algo que opinan unos pocos o esta definición está extendida o avalada?

En respuesta a las posibles dudas existentes o la creencia de que se trata de una posible exageración de casos o circunstancias extraordinarias, el Parlamento Europeo publicó una resolución, de fecha 21 de enero de 2021, sobre la estrategia de la Unión para la igualdad de género donde se define y aclara la inclusión de la violencia obstétrica dentro de la violencia de género al tratarse de un tipo de violencia contra los derechos sexuales y reproductivos de las mujeres que implica una violación de los derechos humanos. Ya la ONU lo había indicado en 2019, considerando que la violencia obstétrica era un «fenómeno generalizado», de hecho.

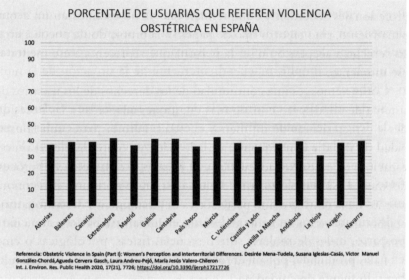

PORCENTAJE DE USUARIAS QUE REFIEREN VIOLENCIA OBSTÉTRICA EN ESPAÑA

Referencia: Obstetric Violence in Spain (Part I): Women's Perception and Interterritorial Differences. Desirée Mena-Tudela, Susana Iglesias-Casás, Víctor Manuel González-Chordá,Águeda Cervera Gasch, Laura Andreu-Pejó, María Jesús Valero-Chileron Int. J. Environ. Res. Public Health 2020, 17(21), 7726; https://doi.org/10.3390/ijerph17217726

En sus consideraciones, el Parlamento Europeo en este documento concretamente indica:

Considerando que la violencia contra las mujeres en todas sus formas (física, sexual, psicológica, económica o cibernética) constituye una violación de los derechos humanos y uno de los mayores obstáculos para la consecución de la igualdad de género; que una vida sin violencia es un requisito previo para la igualdad; que la violencia de género en el ámbito sanitario, por ejemplo la violencia obstétrica y ginecológica, es una forma de violencia que solo ha salido a la luz en los últimos años, y que la violencia contra las mujeres de edad avanzada sigue sin reconocerse en gran medida; que las campañas de desinformación para socavar la igualdad de género también bloquean los avances en la cuestión de la erradicación de la violencia contra las mujeres, como se ha observado en relación con el Convenio de Estambul, lo que ha dado lugar a una oposición pública y a decisiones políticas perniciosas en algunos Estados miembros.

Evidentemente se puede distinguir de forma sencilla entre una violencia que ya se ha convertido en patrón aceptado e invisibilizado y la negligencia, sobre todo porque la negligencia sí es puntual, debida a errores por falta de capacidad, medios o cualquier otra circunstancia.

Pero la violencia obstétrica está implícita en las estructuras del sistema de atención a la maternidad, incluso desde los propios protocolos de algunos hospitales que se aplican de forma sistemática y como si se tratara de una ley a cumplir, independientemente de la situación de la mujer o el bebé.

Se da, además, la circunstancia de que se trata de una violencia que se da dentro del ámbito sanitario, al cual acudimos para cuidar nuestra salud o ayudar a la prevención de las amenazas contra la misma. Y esto convierte a la violencia obstétrica en algo especialmente grave, ya que fruto de las faltas de respeto, técnicas o intervenciones sin consentimiento, humillaciones, maltrato físico o psicológico y tratos vejatorios o discriminatorios en general durante el embarazo, parto o atención al posparto, miles de mujeres sufren secuelas físicas, psicológicas o emocionales producidas por un entorno y/o profesionales que deberían haber sido fuente de cuidados.

Pero no se trata solo del parto, sino que esta violencia en el entorno de la maternidad se extiende a otros momentos, como puede ser el duelo gestacional o neonatal en algunas ocasiones. No permitiendo, por ejemplo, que las familias vean al bebé fallecido —aunque lo manifiesten— o que estén junto a sus bebés (derecho de los propios bebés) en una Unidad de Cuidados Intensivos Neonatal o Pediátrica.

Al fin la violencia obstétrica y la perinatal o pediátrica anteponen otras cuestiones a los derechos de los usuarios (bebés, niños o familias): Protocolos, rendimiento de los centros hospitalarios, opiniones o ideas… y tratan al usuario como a una persona inferior, negándole sus derechos e incluso la presunción de que puedan tomar sus propias decisiones informadas.

Y ese es un tema importante dentro de la maternidad y en muchos otros aspectos de nuestras vidas: ¿qué es una decisión informada y en qué nos puede afectar que lo sea o no?

Decisiones informadas y su base

Dentro del ámbito sanitario existe lo que se denomina *consentimiento informado*, detallado y regulado en la Ley 3/2001 del 28 de mayo, en la que se define como *el prestado libre y voluntariamente por el afectado para*

toda actuación en el ámbito de su salud y una vez que, recibida la información
adecuada, hubiera valorado las opciones propias del caso.

Dentro de la citada ley se especifican las características que debe tener la información ofrecida para ser considerada como válida previo al
consentimiento:

1. *El titular del derecho a la información es el paciente. También serán*
   informadas las personas vinculadas a él, por razones familiares o de
   hecho, en la medida en que el paciente lo permita de forma expresa o
   tácita.
2. *La información será verdadera, comprensible, adecuada a las*
   necesidades del paciente, continuada, razonable y suficiente.
3. *La información se facilitará con la antelación suficiente para que el*
   paciente pueda reflexionar y decidir libremente.
4. *La información será objetiva, específica y adecuada al procedimiento,*
   evitando los aspectos alarmistas que puedan incidir negativamente en
   el paciente.
5. *La información deberá incluir:*
   — *Identificación y descripción del procedimiento.*
   — *Objetivo del mismo.*
   — *Beneficios que se esperan alcanzar.*
   — *Alternativas razonables a dicho procedimiento.*
   — *Consecuencias previsibles de su realización.*
   — *Consecuencias de la no realización del procedimiento.*
   — *Riesgos frecuentes.*
   — *Riesgos poco frecuentes, cuando sean de especial gravedad*
     y estén asociados al procedimiento de acuerdo con el estado
     de la ciencia.
   — *Riesgos personalizados de acuerdo con la situación clínica*
     del paciente.
   — *Contraindicaciones.*

Es decir, que la información previa a que demos nuestro consentimiento en el ámbito sanitario para exploraciones, procedimientos o
intervenciones que se nos hagan a nosotros o a la persona a quien re-
presentamos (en maternidad suele ser a nuestros hijos) debe cumplir los
requisitos legales que se recogen en este texto. En caso contrario, puede

considerarse una información no válida y, por tanto, puede entenderse que el consentimiento no es válido.

Así pues, el consentimiento informado es un pilar fundamental de los derechos de los usuarios, ya que, sin una adecuada y comprensible información, un enfoque objetivo y un espacio de reflexión y expresión de dudas por parte del usuario, se da una decisión condicionada y no libre. Y de ahí parten muchas de las dificultades que encuentran los usuarios para tomar una decisión en el ámbito sanitario y en otros.

Las doulas como una decisión y derecho de las mujeres y familias

Las doulas, lo hemos dicho ya, somos una decisión más de las mujeres y familias en su experiencia (del tipo que sea) con la maternidad. Una decisión más que ha de ser respetada tanto en el ámbito social como sanitario o familiar, ya que no respetar una decisión de una mujer supone no respetarla a ella como persona. Las doulas somos, por tanto, un derecho de las mujeres.

Esto no nos exime de responsabilidades respecto a la toma de decisión de la mujer, ya que somos sus proveedoras de servicio de acompañamiento y, como tales, tenemos también la obligación ética de, pese a no estar enmarcadas dentro de la ley de consentimiento informado por no ser profesionales sanitarias, cumplir estos requisitos sobre la información relativa a nuestra labor.

Por ello debemos informar de forma clara y veraz a las personas que nos contactan respecto a nuestras funciones y capacidades, nuestra formación y si estamos en periodo de formación o ya hemos finalizado y estamos acreditadas, el código ético al que estemos adheridas, nuestras tarifas y los límites éticos y legales de lo que les podemos ofrecer.

Solo ofreciendo a una mujer o familia la información comprensible y adecuada sobre lo que hacemos realmente podemos convertirnos en una decisión libre de las mismas y honraremos nuestros principios de respeto y no juicio ni intervención o condicionamiento a las mujeres o familias. Y esto, queridas doulas, es misión y responsabilidad de todas.

Porque las doulas nos debemos a la maternidad y a su más absoluto respeto.

Bibliografía

Doulas

Libros

Nuria Otero y Susana Prieto, *La maternidad acompañada*, Editorial Ob
Stare, Santa Cruz de Tenerife, 2013.
Adriana Tanesse, Adelise Noal y Ana Luisa Ochs, *Guía de la doula:
Parto*, Mandala Ediciones, Madrid, 2013.
Dana Raphael, *The tender gift: breastfeeding*, Schocken Books, 1955
Susan Ross, *Doulas*, Ediciones Obelisco, Barcelona, 2013.
«La realidad de las doulas», Documento de consenso de las asociaciones
de doulas españolas.

Enlaces

ASOCIACIÓN ESPAÑOLA DE DOULAS,
www.asociacionespanoladedoulas.com
PARAMANA DOULA, *www.paramanadoula.com*
DONA INTERNATIONAL, *www.dona.org*
DOULA UK, *www.doulas.org.uk*
DOULAS DE FRANCE, *www.doulas.info*
Formación PARA SER DOULA, *www.formacionparaserdoula.com*

Infertilidad

Libros

Libro Blanco Sociosanitario sobre la Infertilidad, SEF (Sociedad Española de
Infertilidad).

CORA (Coordinadora de Asociaciones de Adopción y Acogimiento) *www.coraenlared.org*

Red Infértiles *www.redinfertiles.com*

SEF (Sociedad Española de Infertilidad) *www.sefertilidad.net*

Embarazo

LIBROS

Sheila Kitzinger, *El nuevo gran libro del embarazo y el parto*, Editorial Médici, Barcelona, 1998.

Eduard Gratacós Solsona y Carme Escales Jiménez, *9 meses desde dentro*, Editorial Paidós, Barcelona, 2017.

ENLACES

FAMS, Familias monoparentales *www.familiasmonomarentales.es*

Parto

LIBROS

Isabel Fernández del Castillo, *La nueva revolución del nacimiento*, Editorial Ob Stare, Santa Cruz de Tenerife, 2014.

Randi Hutter Epstein, *¿Cómo se sale de aquí? Una historia de parto*, Editorial Turner, Madrid, 2010

Sheila Kitzinger, *Nacimiento en casa*, Icaria editorial, Colección Milenrama, Barcelona, 1996.

Frederick Leboyer, *Nacimiento sin violencia*, Mandala Ediciones, Madrid, 2008.

Michel Odent, *El granjero y el obstetra*, Editorial Creavida, Buenos Aires, 2003.

Michel Odent, *Nacimiento renacido*, Editorial Creavida, Buenos Aires, 2005.

Verena Schmid y Roberta Albertazzi, *El dolor en el parto*, Editorial ObStare, Santa Cruz de Tenerife, 2016.

Consuelo Ruiz Vélez Frías y M. Angels Claramunt, *Parir sin miedo*, Editorial ObStare, Santa Cruz de Tenerife, 2016.

Núria Vives Parés y Blandine Calais-Germain, *Parir en movimiento*, Editorial Liebre de Marzo, Barcelona, 2015.

Estrategia de atención al parto normal, Ministerio de Sanidad, 2007.

«Documento consenso asistencia parto normal», SEGO.

Recomendaciones de la OMS para los cuidados durante el parto, para una experiencia de parto positiva.

ENLACES

El parto es nuestro, *www.elpartoesnuestro.es*

Observatorio Violencia Obstétrica, *www.observatorioviolenciaobstetrica.es*

Postparto

LIBROS

Laura Gutman, *Puerperios y otras exploraciones del alma femenina*, RBA, Barcelona, 2006.

Laura Gutman *La maternidad y el encuentro con la propia sombra*, Integral, Barcelona, 2006.

Elena Pajuelo, *Todo lo que nadie te ha contado sobre el postparto*, Zenith Her, Barcelona, 2021.

Daniel N. Stern, *El nacimiento de una madre*, Editorial Paidós, Barcelona, 1999.

Donald W. Winnicott, *Los bebés y sus madres. El primer diálogo*, Editorial Paidós, Barcelona, 1998.

ENLACES

AELAMA (Asociación Española de Promoción y Apoyo a la Lactancia Materna) *www.aelama.org*

FEDALMA (Federación Española de Asociaciones proLactancia Materna) *www.fedalma.org*

Duelo

LIBROS

Mónica Álvarez, M. Àngels Claramunt, Cristina Silvente, Laura García Carrascosa, *Las voces olvidadas*, Editorial ObStare, Santa Cruz de Tenerife, 2014.

M. Àngels Claramunt, Mónica Álvarez, Rosa Jové y Emilio Santos, *La cuna vacía*, La Esfera de los libros, Madrid, 2009.

Elisabeth Kübler-Ross y David Kessler, *Sobre el duelo y el dolor*, Editorial Luciérnaga, Barcelona, 2006.

Pilar Gómez-Ulla y Manuela Contreras García, *Duelo perinatal*, Editorial Síntesis, Madrid, 2021.

ENLACES

Matrioskas (Asociación Andaluza de Apoyo al Duelo Perinatal, Gestacional y Neonatal) *www.matrioskas.org*

Red el hueco de mi vientre, *www.redelhuecodemivientre.es*

FEDUP (Federación Española de Duelo Gestacional, Perinatal y Neonatal) *www.fedupduelo.org*

Crianza

LIBROS

Juan Aranzadi Martínez, *Introducción histórica a la antropología del parentesco*, Editorial Universitaria Ramón Areces, Madrid, 2010.

Álvaro Bilbao, *El cerebro de los niños explicado a los padres*, Plataforma Actual, Barcelona, 2015.

John Bowlby, *Los vínculos afectivos: formación, desarrollo y pérdida*, Ediciones Morata, Madrid, 2014.

Cira Crespo, *Maternalias, de la historia de la maternidad*, Editorial Ob Stare, Santa Cruz de Tenerife, 2013.

Bea Fernández, *Un Pequeño Héroe: nuestra vida con una enfermedad rara*, Editorial Círculo Rojo, Madrid, 2017.

Sue Gerhardt, *El amor maternal*, Editorial Eleftheria, Barcelona, 2016.

Adolfo Gómez Papí, *Piel con piel*, Ediciones Temas de Hoy, Barcelona, 2018.

Susan Golombock, *Familias modernas*, Editorial Siglo XXI, Madrid, 2016.

Susan Golombock, *Modelos de familia*, Editorial GRAO, Barcelona, 2006.

Adolfo Gómez Papí, *Piel con piel*, Ediciones Temas de Hoy, Barcelona, 2018.

Carlos González, *Un regalo para toda la vida*, Ediciones Temas de Hoy, Madrid, 2006

Thomas Verny y John Kelly, *La vida secreta del niño antes de nacer (en los apartados relativos a la creación del vínculo emocional)*, Editorial Urano, Barcelona, 2022.

Jean Liedloff, *El concepto del continuum*, Editorial ObStare, Santa Cruz de Tenerife, 2021.

Alba Padró, *Somos la leche*, Editorial Grijalbo, Barcelona, 2020.

Daniel N. Stern, *Diario de un Bebé*, Editorial Paidós, Barcelona, 1999.

Donald W. Winnicott, *Los bebés y sus madres. El primer diálogo,* Editorial Paidós, Barcelona, 1998.

Libro Blanco de la Atención Temprana, CEED (Centro Español de Documentación sobre Discapacidad).

Manual para padres de niños con cardiopatía congénita, SECARDIOPED.

ENLACES

Federación Española de Enfermedades Raras (FEDER) *www.enfermedades-raras.org*

Asociación de padres de niños prematuros (APREM) *www.aprem-e.org*

Menudos corazones, *www.menudoscorazones.org*

Sociedad Española de Neonatología, *www.se-neonatal.es*

Familias en Positivo *www.familiasenpositivo.org/familias-diversas*

Para tu maternidad *www.paratumaternidad.com*

Otros profesionales de la maternidad

LIBROS

Sara Cañamero de León, *Llama a la matrona, parir, criar, amar,* Editorial Doña Tecla, Madrid, 2017.

José Manuel Hernández Garre, *El parto biotecnológico*, Editorial Círculo Rojo, Madrid, 2017.

Ina May Gaskin, *Partería Espiritual: la naturaleza del nacimiento entre el amor y la ciencia*, Mujer Sabia Editorias, Buenos Aires, 2016

Jennifer Worth, *Llama a la comadrona*, Editorial DeBolsillo, Barcelona, 2013.

«El estado de las matronas en el mundo», Documento publicado por la OMS, 2021.

ENLACES

Documento de «Competencias de matronas»: *https://aesmatronas.com/wp- content/uploads/2018/02/ DOCUMENTO-COMPETENCIAS.pdf*

Real Decreto 183/2008, donde se determinan y clasifican las
especialidades en Ciencias de la Salud:
https://www.boe.es/eli/es/rd/2008/02/08/183
Asociación Española de Matronas *www.aesmatronas.com*
FAME (Federación de Asociaciones de Matronas de España)
www.federacion-matronas.org
SEGO (Sociedad Española de Ginecología y Obstetricia) *www.sego.es*
AEPED (Asociación Española de Pediatría) *www.aeped.es*
AEEP (Asociación Española de Enfermería Pediátrica)
www.enfermeriadelainfancia.com
COP (Colegio General de la Psicología de España) *www.cop.es*
Asociación Española de Psicología Perinatal
www.asociacionpsicologiaperinatal.es
OMS, Apartado de Salud Sexual y Reproductiva *www.who.int/reproductivehealth/es*
COFENAT (Asociación de los Profesionales y Autónomos de las Terapias
Naturales) www.cofenat.es

Evidencia y textos científicos sobre doulas:

Bohren, M.A., Hofmeyr, G., Sakala, C., et al. (2017). «Continuous
support for women during child birth». Cochrane Database of
Systematic Reviews 2017, Issue 7. Art. N.o: CD003766.

Bohren MA, Berger BO, Munthe-Kaas H, Tunçalp Ö (2019)
«Percepciones y experiencias del acompañamiento durante
el trabajo de parto». Base de datos Cochrane de Revisiones
Sistemáticas.

Rodríguez, B. y Durán, K. (2016). «Desempeño de las doulas en la
atención de la mujer y su familia durante el periodo gestacional,
parto y postparto en Costa Rica». Rev. Enfermería Actual de Costa
Rica, 30, 1-21.

Jordan, C. (2013). «Therapeutic presence and continuous labor
support». In Best Practices in Midwifery, Ed. by Anderson, B. A. &
Stone, Sjourna. E.

McGrath, S. K. and Kennell, J. H. (2008). «A randomized controlled
trial of continuous labor support for middle-class couples: effect on
Cesarean delivery rates». Birth 2008; 25:3.

Morton, C. H. and Clift, E. G. (2014). Birth Ambassadors. Texas: Praeclarus Press.

Verónica Valdés L., Ximena Morlans H. (2005) «Aportes de las doulas a la obstetricia moderna».

Kenneth J. Gruber, Susan H. Cupito, and Christina F. Dobson (2013) «Impact of Doulas on Healthy Birth Outcomes».

J Kennell, M Klaus, S McGrath, S Robertson, C Hinkley (1991) «Continuous emotional support during labor in a US hospital. A randomized controlled trial».

Della A. Campbell, Marian F. Lake, Michele Falk, Jeffrey R. Backstrand (2006) «A randomized control trial of continuous support in labor by a lay doula».

Peter Thomassen, Majlis Lundwall, Eva Wiger, Lena Wollin, Kerstin Uvnäs-Moberg (2003) «Doula-a new concept in obstetrics».

Chia-Chi Chen, Jia-Fu Lee (2020) «Effectiveness of the doula program in Northern Taiwan».

Stein M, Kennell J, Fulcher A. (2004) «Benefits of a Doula Present at the Birth of a Child». Pediatrics 2004; 114; 1488-1491.

Karen S. Greiner BA, Alyssa R. Hersh BS, BA, Sally R. Hersh CNM, DNP, Jesse M. Remer BS, BDT/PDT(DONA), Alexandra C. Gallagher BA, Aaron B. Caughey MD, PhD, Ellen L., Tilden CNM, PhD, (2019) «The Cost-Effectiveness of Professional Doula Care for a Woman's First Two Births: A Decision Analysis Model».